吃 出 健 康 瘦

陈珊珊（Tella）·著

电子工业出版社
Publishing House of Electronics Industry
北京·BEIJING

< 推 荐 >

记得去年9月份燃起重启进口生鲜社群新零售项目的念头时，第一时间想到的合作伙伴竟然是Tella，一个认识很多年却只见过几面、合作过几次线下活动的老朋友。

正式成为合伙人后，我才知道Tella除了在美国麻州州立大学完成临床本硕学业外，又去著名的梅奥医疗中心认证了整体健康教练（Wellness Coaching）。

这是一位在工作中绝对认真，甚至有点较真儿的合作伙伴，在与专业相关的问题上容不下丝毫差错。

直到有一天我们在讨论，从健康角度讲，是否可以喝点酒、吃点冰激凌时，Tella的回答出乎我的预料，"当然，有时候情绪供养也是需要的。"原来，营养学专家也有感性的一面，也有人情味和烟火气。

我为找到这样优秀的合作伙伴而感到高兴，也因此相信我们的事业会越来越好，因为我们用心尽力，认真且热情。

——Kevin 陆庆文，本味公社创始人 / 合伙人

何为由富及贵？

在这个命题下，体态可能是最直观的演绎，从富态的臃肿升华到贵气的线条，每个人心中都有把尺。梦想确定下来，但焦虑也随之而来，体重反弹、思维迟钝、情绪起

伏，甚至脱发，不正确瘦身带来的一系列问题，如同多米诺骨牌接踵而至。

而Tella却带给我一个全新的视角：加法变减法，瘦身也要断舍离。

她的方法论如同"一个清明宁静而热情关切的灵魂"，让一切都回归到了根源：一餐一饭。

人从自然中来，如何汲取自然的能量，如何把握度和时机，如何将瘦身和口福、控制和欲望的矛盾平衡为相辅相成的伴侣，是本书要告诉你的。

愿这本书能让你结识一位瘦身路上的同行者，培养一个陪你一辈子的好习惯。

——Robin 金钰盛，胡润百富副总经理

饮食除了饱腹、美味与社交，还有一个不论中西餐都强调的营养均衡。如何享受美食给我们带来的愉悦，同时兼顾健康的生活方式，是人需要思考或完成的一段旅程。

第一次见到Tella的时候，是被朋友邀请参加她的简单家宴。之后偶尔发现她会分享一些健康饮食的心得，也知道她之前出过一本书。第二次又见到她，是她在整合疗愈中心Octave里做营养师。去年年末，我策划了"女主厨餐桌"系列活动，Tella说很想参与，于是我们就有了健康饮食的合作。

我因为职业关系，曾经几乎要被归入糖尿病人群。后来接触饮食调理，才意识到饮食结构真的会影响人体平衡与健康。所以当Tella说要我为《吃出健康瘦》写几句推荐语时，我很高兴，因为这本书带着"满满的营养"，除了美味，它能为忙碌的现代人提供一种吃得更健康的生活方式。我相信，这本书是Tella蜕变的旅程之一。

——Brian，空间与饮食社交顾问，@BrianTan绵泰

理论上讲，营养师和美食家是一对"天敌"，任何人间美味经过电视上那些营养师剖析后，就成了对身体有害的"毒药"。珊珊是我认识的拥有最刁蛮味蕾的营养师，同时还是最懂营养学的美食家，更是在深夜能一起肆无忌惮地喝香槟、吃火腿、促膝聊八卦的好闺蜜。

我的工作离不开吃，自己又是一个极馋的人，有时候甚至把身体吃出"工伤"，各项指标和体重都在濒临失控的边缘。幸好有珊珊，在她这里，"健康""营养""好吃"和"瘦"竟然可以达到完美的统一，竟然让我这样一个"只忌不好吃"的人，能够乖乖地按照她的食谱去吃东西，并且调理减重屡获成功。珊珊的书里，没有长篇大论的专业术语，没有玄而又玄的流行词汇，更没有不接地气的尴尬食物；她的书充满了对食物的敬畏，对家人和朋友的关爱，以及数十道她亲身实验烹饪过的有温度的美味食谱。因为热爱生活，所以让我们一起吃出健康，吃出瘦！

——张际星，美味关系创始人，美食旅行作家

认识Tella近十年，虽然身处不同行业，但很幸运，我们一直属于"同频"好友。她是一个拥有美国专业认证、将数据报告当作阅读核心的营养学专家，更是一个接地气的说起坊间生活不打磕绊的真实女生。

无论工作还是生活，Tella总能很好地平衡，并从中不断获取新的乐趣，所以总是能看到她在自省中完善和突破。有人说，有了孩子，女人的生活重心会偏向于妈妈这个身份。而Tella是一个爱孩子并善于沟通教育的妈妈，她更是一个能正视自我、善待自我、保有自我的现代女性，和这样一个善于思考的智慧女性成为好友，是我的幸运。

祝Tella的新书大卖！也愿大家都能从这本书中学习到Tella的健康饮食方法和智慧的人生哲学。

——李琴，制片人、主持人

因为工作的原因，总能收到很多关于营养健身方面的建议。Tella老师给人印象最不同的是，她会设身处地地为客人考虑而非一味逢迎其需求，比如我想在短期内减重，但她坚持认为这样做对健康不利，并为我制定了以健康为首的专业解决方案，当然，她会在其中很巧妙地寻找那个平衡点。

我看到的Tella是一位集专业素养、理性思维、感性沟通为一体的，具有亲和力、执行力，并且总能提供精准健康营养建议的专家。

——李思光，歌手，制作人

好吃好喝，是一句老话。现代人天天好吃好喝，可究竟什么是"好"，人们却越来越糊涂。从事餐饮职业教育的我，说起这个"好"到底是怎么个好法，心里也总在犯嘀咕。

第一次看珊珊老师的厨艺秀，第一次品尝她烹煮的菜肴，我便固执地认为她是一名专业主厨。于是不停地问她："您是哪个厨艺学院毕业的呀？"（请原谅我的职业偏执。）但，她居然是位营养专家！在我的印象中，报章媒体上的营养专家们总是在宣扬：要营养、要健康，就要少吃好吃的，少喝好喝的。对于我这样的老饕，这简直就是一种折磨，好吃好喝的幸福感荡然无存。

体验珊珊老师的厨艺，听珊珊老师的课，看珊珊老师的书，我的幸福感回归了。因为有了她这样坚持做好吃的、好喝的的营养专家，我们才能在大快朵颐的同时吸收营养、保持健康，生活才更有品质。

愿读完这本书的你，能和我一样体会到如何"好吃好喝"，不糊涂，不嘀咕。

——孙云立，职业教育工作者，PICH餐旅学院院长

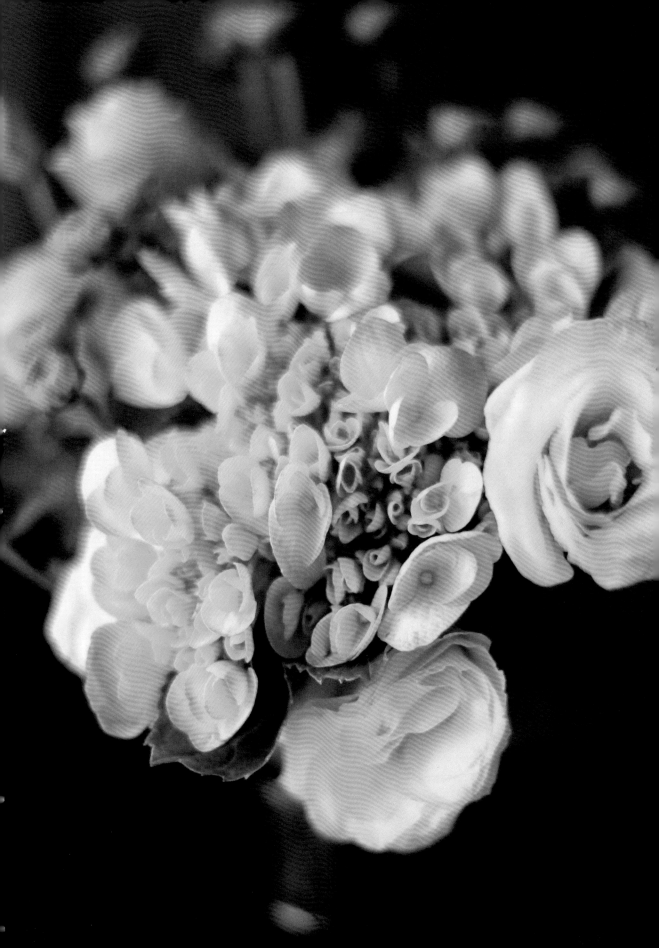

这一站

上一本书《低卡料理家》里写了致下一站，但是当时真的没有想到这"下一站"让你们等了这么久。究其原因，是因为我不知道能向你们提供什么信息。尤其在2016年《低卡料理家》出版的时候，几乎同时，整个健康饮食市场像着了魔一样，各类饮食法层出不穷，大家纷纷伸脚踏进这池"湖水"里，不停地搅动出涟漪，而我自己也花了很长时间去吸收再学习，希望摸清楚健康饮食的本质究竟是什么，而我们又为什么会在"吃"和"瘦"之间始终犹疑不决。

过了这么久，到今天，我才敢再站出来，放一本书在你们面前。

在这个"消失"的过程中，我经历了很多，学了很多，也成长了很多。如果说上一本书是我的第一次成长，那么这一本《吃出健康瘦》就是第二次成长。

写上一本书的时候，我刚刚从轻断食中受益。它让我打破了自己一直秉持的传统的营养科学体系，认识到非传统的存在性，开始接触排毒这个概念，开始认真地去想身体是怎么一回事，身体又是怎样与我们的饮食连接的。

而在之后的几年里，轻断食、5：2断食法、间歇性断食法陆陆续续地推出，继而到生酮饮食开始风靡世界。我忙着了解这些新的信息的同时也问自己，它们到底对我们的身体有何用处？

在这期间，我也在我的工作中遇到了困难。其实，同样的困难也存在于很多做健康饮食的人之中。我们学习了很好的理论，我们拥有知识，但是呢？从我们这里得到这些知识的人或是不愿意去尝试，或是不知从何做起，而我们对此也显得无能为力。比如，我在Octave做了很多营养健康咨询，但我感受到能从中真正受益的人寥寥无几。这件事形同虚设，实在让人沮丧。

此外，我还感受到，很多饮食困扰源自情绪问题。很多人得到营养健康的建议后却无法执行，也源于心理上没有准备好。

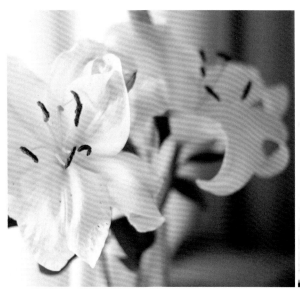
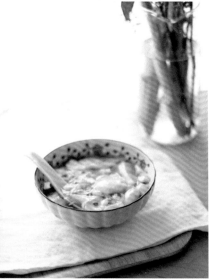

如何做一个让大家在心理上能接受的健康饮食策略，如何将营养建议拆解成可执行的建议，成了我后面好几年的功课。毕竟我做的是公共健康营养，不是临床，能接受、愿执行比什么都重要。肯去做才能看见效果，我做这一行也才真的有意义。

于是在2017年，我又回到美国梅奥医疗中心，去学习Wellness Coaching（整体健康教练），尝试着从心理学的角度运用技巧来帮助做健康饮食生活的规划和执行。Wellness Coaching 这两年在美国非常火热，大部分也是因为医院和预防中心发现，尤其在慢病管理上，只给予建议是不够的，在心理上给予客人/病人支持，并且帮助他们制订出可执行的健康生活计划，几乎是必须做的事。否则所有的建议都会沦陷在不执行中。

所学受益匪浅。

今天能再坐下来，将这样一篇稿子打出来，是因为我在过去三年里，学到很多，成长很多，不管是在事业上，还是在人生方向上，都有不同的收获。

我学到了两件事。

一，食物赠予我们的，远远不止食物自身含有的营养成分那么简单。空谈食物养分这件事，让我们不能站在更深远的角度看待食物。今天我们放进身体的每一分，都需要身体这台机器去运作、去生产最终能为它所用的能量。这个过程被我们忽略了。我们一直反复强调的那些养分，如果你的身体都不打开"通路"来接受它们，它们就是"废物"。研究如何让"通路"更顺畅，应该走在研究食物含有的养分之前。

道路铺好了，物资才能到位呀。而我们一直忘记了铺路，忘记了研究怎么铺好路。

二，情绪与食物的关联超出我们的想象，情绪对身体机能的影响也超出我们的理解。身体之复杂，超过人类自己创造的科学。它先于科学产生，我们"费尽心思"地研究，也终究走不出只能理解自己那三分田地的限制。所以尊重身体自身的智慧，是我们首先要做的事。我们还没能在神经科学和脑科学，以及免疫力和食物这一块做出非常权威的、掷地有声的研究结果，也许永远也做不出，因为身体变化和反应总是走在它们前面。

但是这并不妨碍我们认知食物、养分、身体机能与情绪的相互关系。这本书会放一部分这些内容进来，以便帮助我们更好地理解食物与身体的关系。

我们一直讲"民以食为天"，但是否可以做一次不同的注解？对于我们每个活在这个世界上的人来讲，"食"像天地那么重要，食物滋养身体、塑造机能，并支撑着普通大众在这世界上得以生存的重要工具——身体。我们用食物滋养身体与大脑，身体用智慧回报这份滋养，这就是我们和自我身体的关系。

有了这样一份尊重，翻开这本书你才不会失望。

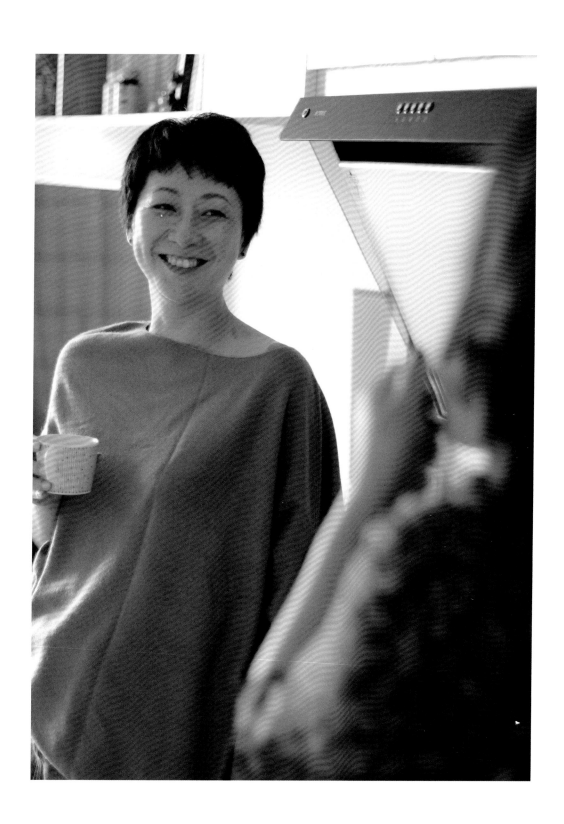

目 录

7 Chapter

饮品与汤品

吃一顿健康理念餐，你可以从中学到什么

2019年10月，在好友Brian同学孜孜不倦的劝说，以及一直很出力的帮助下，我在美食图书馆做了人生第一次Chef's Table。

我不是真正意义上的大厨，只是资深美食爱好者和喜欢操练厨房的人而已。但做健康餐食这件事，几乎已经深深烙在我近几年的生活中。自从我个人从中受益，并出版了相关图书之后，我也把这份与专业结合的心得贯穿在我所有的工作中。我已经和健康饮食带来的健康生活这个概念完全分不开了。

就好比，我做油炸物的手艺就永远要差些。又好比，Brian那晚说发现我们这一类人都不喜欢用香料，我说，因为我们已经习惯了很淡的味道，香料好像离我们有点远了。

这恐怕是我们这一类人饮食的缺失吧。因为我们习惯了清淡的味道，甚至觉得原味就很好，所以我们做出来的菜只有淡淡的甜，淡淡的香。虽然我自己仍热衷于去品尝各大名厨的手艺，因为那是我们以食疗为机理的饮食理念学不来的，也是美好生活的必需品之一。

但就像我之前讲的那样，我不可能呈现给你一席名厨大宴，我希望你看见的就是平日餐桌上能呈现给你的模样。如果每顿饭都像名厨做的饕餮大餐那样，你的身体不健康几乎是必然的。现代人将享受美食等同于追求味蕾与饱腹的满足，"撑"似乎成了"美味"的代名词，这真的不对。

我认为一个好的健康饮食工作者，永远在热量、美味、分量和饱腹感中寻找着那个平衡点。

学会分量控制

分量控制这门"艺术"是饮食的奥秘之一。食，但是不多食，是健康饮食的王道。简单来说，一是，你吃的超过身体能用掉的，自然会引起堆积；二是，消化食物对身体来说是一种能量消耗，你总是让它过度工作，你的身体机器就会比其他人损耗得快。

我们追求的体感不是"饱"，是"不饿"。如果吃完一顿饭是"不饿"的感觉，你就达到了目标。因为在现代生活里，"饱"通常隐隐等于"撑"。

理解油脂用量

我在读食谱做饭的过程中，最大的困扰就是无法分辨油脂的用量。我们都知道油脂的热量很高，控制得当才能做到健康饮食。可厨师们大多不大注意这部分，所以在很多厨师的食谱书里用油只会标

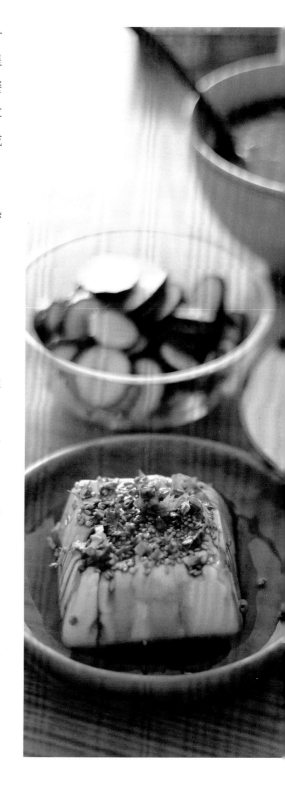

注"适量"，这也导致很多大厨做的美味热量是无法量化的，尤其是工艺繁复的菜品。

这对于健康饮食工作者来说真的很困扰，因为每克油脂提供9千卡的热量，3大勺油脂的热量差不多就是360千卡，5大勺约600千卡。这差别肉眼很难分辨出来，口感上更是尝不出。如果端上三道菜，每道都多用点油，每道都油滋滋的，那一顿饭的热量摄入超过身体所需几乎是必然的。

但我同时也不赞同，健康就要"少油、少油、再少油，还要啃叶子"这类较为极端的饮食理念。因为如果真的太不好吃了，健康饮食也很难坚持。更何况油脂本来就是身体所需，没有脂肪的润滑，膳食纤维难有功效；没有脂肪的助力，部分维生素也进不到身体里。

脂肪不是坏东西，只是我们没吃对。

搭配晚餐的原则

我在这里提荤素搭配的比例，是因为在前期的很多宣传中，大家都在无形地放大动物蛋白质摄入的好处。

动物蛋白质确实挺好，而且依最近几年的新营养学观点看，我们甚至开始重新审视优质的动物脂肪，认同其自带的养分和价值。但是这带来另一个问题，如果三餐，尤其晚餐吃的是动物油脂和蛋白质都丰富的餐食，那热量摄入就成为问题，消化代谢也成为问题。一堆接着一堆的问题，让关心健康生活的人好困扰。

我在设计晚餐菜单的时候，希望丰富植物食材部分的养分，即各种植物营养素。而为了让植物食材的口感好，也让它们容易被身体消化代谢，油脂是必须有的。沙拉酱汁里有，土豆汤里有，意大利面里有，素生巧里也有。在碳水化合物和油脂的热量必须存在，且不易消化的膳食纤维也大量存在的情况下，我选择少使用动物蛋白质。

这就是一种搭配原则。你也可以反过来使用多些动物蛋白质，而减少植物食材。对健康饮食搭配心中有数后，你自然就知道应该搭哪些，不应该搭哪些。

选择食材/佐料

我一直在强调，在饮食中，quantity（数量）远不如quality（质量）重要。前面几段讲了就算quality重要但也要控制分量，现在来讲quality的选择。

我在这里最想讲的就是油脂的选择。不饱和脂肪和饱和脂肪都有优质的，做好选择就好。

关于不饱和脂肪我还有其他困扰。我在为自己的VIP客人做咨询的时候曾经有过一段时间感到非常奇怪，我每天都在让客人控制饮食的分量，但是他们的体重依然不理想。后来我发现是外食油脂的问题。

油脂隐藏在我们饮食的各个角落，一个不经意就会摄入质量不好的油脂，十个不经意它们就会变成身体里挥之不去的堆积部分。

而我们又一直在宣传摄入不饱和脂肪。不饱和脂肪是不错，但是由于其的不稳定性，从用料选择、加工到最后的存储都需要十分注意，才会有一份真正好的液体油供你使用。加工不当、保存不当的液体油会慢慢氧化，氧化了的油就没那么优质了。而做了避免氧化处理的液体油，本身对于身体来讲，已经变成了不认得的奇怪食材，身体使用起来事倍功半。

寻找健康饮食与美味享受中可能有的平衡点

我一直觉得健康饮食与美味中间是能找到平衡点的，通过两种路径。

一是，用健康饮食的基底去调整平常的饮食，然后该享受美味的时候也不要想太多；二是，有时候可以做轻断食小练习，这会让你的味蕾更加敏感，而不失体验美味进阶的乐趣，也会让你更加清楚自己的身体与各类食物之间的关系。

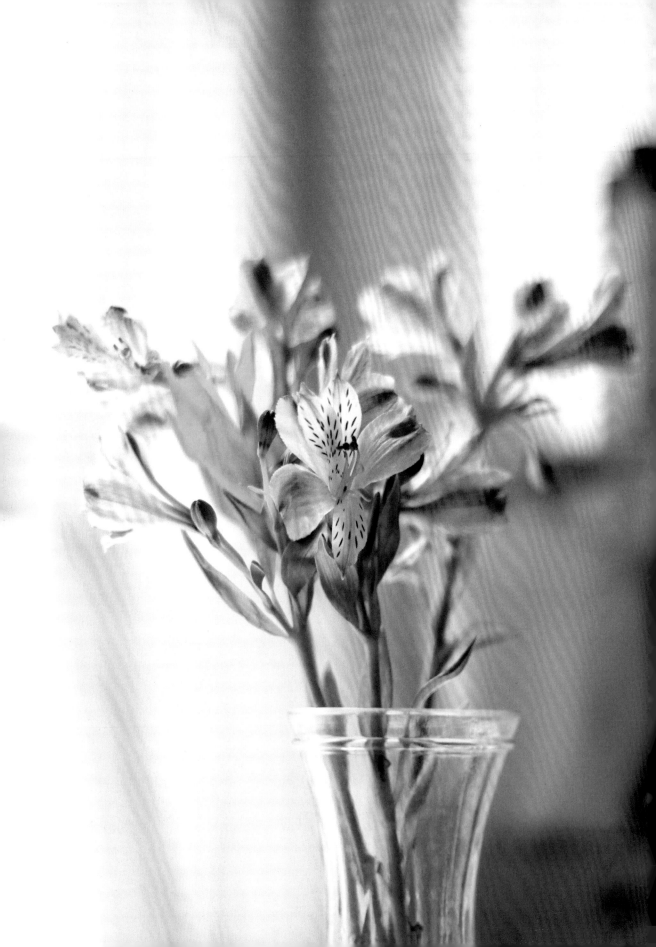

蛋白质

蛋白质综述

　　我们摄入蛋白质的来源大约有两种，一种是动物蛋白质，比如肉禽蛋鱼，还有一种是植物蛋白质，比如坚果、豆类和豆制品。

　　在做健康餐的时候，如果你已经打定主意不吃碳水化合物，那么我们大都会选择低脂肪高蛋白质的饮食方式，因为这种方式相对来讲比较符合我们日常的饮食习惯。当然，如果你在做生酮（高脂）饮食则另当别论，但前提是你的脂肪摄入量必须占到总热量摄入的75%左右。在这个比例下，不要说碳水化合物了，蛋白质你也基本上吃不了多少。

　　有趣的是，现在出现一种叫"生酮低碳"的减脂建议。有趣的部分在于，很多人看起来在按照生酮的方法调整饮食，但事实上表现出的是在按照低碳水的方法吃。这两者的区别在哪里呢？在于蛋白质的摄入量控制。

　　简单来讲，生酮饮食中，蛋白质的摄入量必须控制，即表现为高脂肪＋低碳水＋低蛋白质，但是如果按照通常的低碳水饮食方法，则蛋白质摄入量无须特别控制，通常表现为低碳水＋中高度蛋白质＋低脂肪。

　　那么问题来了，你到底应该摄入多少蛋白质？可能一不小心就会过量，把真正的生酮饮食做成了低碳水高蛋白质饮食。

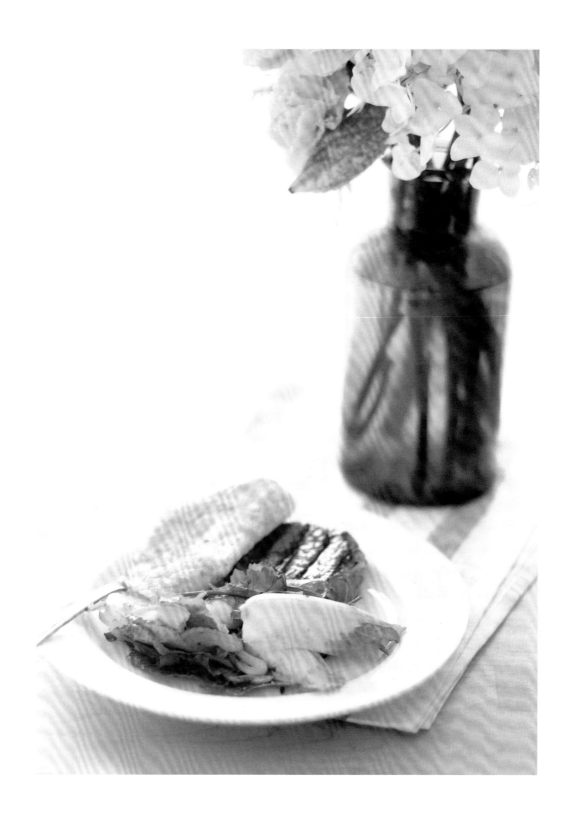

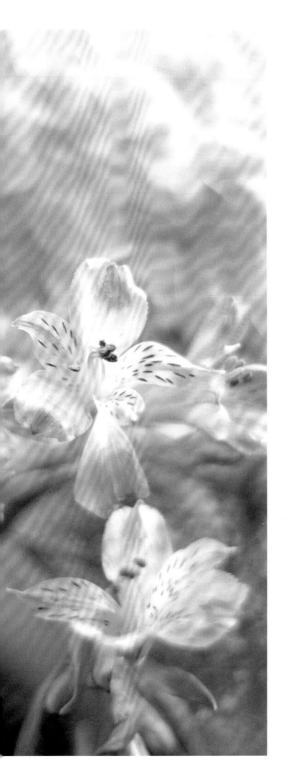

我遇到很多来问这个问题的朋友，而反观他们正在践行的饮食方法，几乎90%都没有真的在控制蛋白质摄入，而是把重点放在了增加脂肪摄入上。有人说吃肉不吃饭就是生酮饮食，有人说他在做生酮饮食，一问怎么吃的，回答说吃肉包子把皮剥了，只吃馅儿不吃皮。这都不是真正的生酮饮食，其实这是在多吃蛋白质啊。

所以，在你了解清楚之前，请不要盲目地去做任何减重减脂饮食。如果一定要做，也请先研究清楚比较好。

我们的现代饮食习惯是在日常摄入大量的脂肪，但是为什么我们不能仅仅因此而健康？因为除低碳水外，理论上还要控制蛋白质摄入，生酮才能真正地发挥作用。而这其实是很难做到的。只喝油，不吃肉，你觉得你能做到吗？

另外，还有一件有意思的事是，蛋白质是没有每日推荐摄入量的。我们通常会按照个人体重乘以一个特定系数来推荐蛋白质的摄入量。

此外，蛋白质是身体最不喜欢的热量提供者，因为消化它很费力气。肠胃功能较好的人也许不在意，但肠胃功能弱的人，则要在高碳水和高蛋白质中找个平衡了。

你看，吃得健康没那么难，你只需要知道从哪里开始。

蛋白质，不是越高越好

我们一直在讲高蛋白质，讲了很久很久了。

身体需要蛋白质来制造各种酶和激素，包括骨骼、皮肤、肌肉和血液等。蛋白质是我们身体的重要组成部分。这些说法都很对。所以如果你是一个身体极度虚弱的人，在你的肠胃功能允许的情况下，摄入蛋白质对强身健体绝对是有帮助的。

而在现代营养学里，我们还会提到，蛋白质是一种负型热量营养素，同样的热量摄入，消化蛋白质所耗的热量最多，基本上摄入蛋白质的总热量中20％～30％都用来消化代谢它自己。这样的话，身体存留的热量就不多了。所以从这个角度看，高蛋白质饮食一直是减重者的最爱，不是没有道理的。

但蛋白质摄入不是越多越好。在我给客人，尤其是女性客人的饮食餐单中，如果蛋白质比例非常高的话，有蛮多一部分人在后期出现了消化不良，比如吃后老是觉得有东西顶在那里，甚至有些客人会出现便秘，进而代谢速率变慢的情况。虽然这其中的机理我们还不能解释得十分清楚，但是我们有理由相信身体对于这样一种代谢能量的物质接受度是有限的。

适当地吃蛋白质，可以强身健体；吃得太少，不长肌肉、营养不足，身体机能下降；吃得太多，代谢消耗太大，身体机能也会下降。

目前的蛋白质每日推荐摄入量是按照每公斤体重0.8克来计算的。举例来讲，如果你体重50公斤，则每天需要摄入40克蛋白质。你会发现，这个章节里大部分食谱的蛋白质含量都高过这个数字。所以反过来你也可以想想，平日里在家或是外出聚餐时，吃肉的分量比这个多还是比这个少？

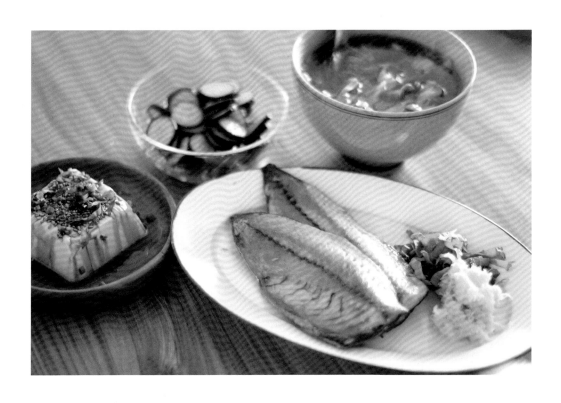

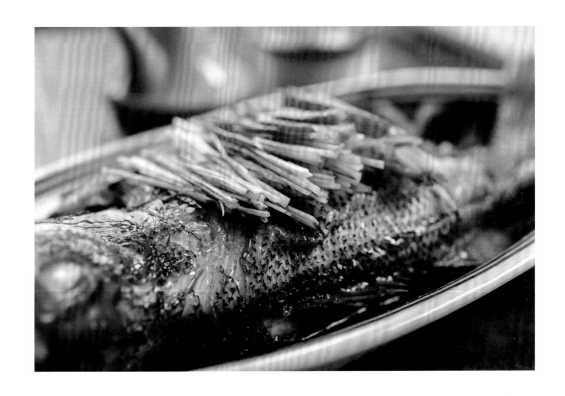

清蒸鲈鱼

食材：

鲈鱼 400 克

葱 适量

姜 3 克

红辣椒 适量

蒸鱼豉油 2 大匙

玉米油 1 大匙

盐 适量

步骤：

1. 鲈鱼洗净擦干，正反面抹少许盐。

2. 蒸锅水开后，将鲈鱼放入锅内蒸约 8 分钟，取出。

3. 葱、姜、红辣椒切丝，铺在鱼上。

4. 另一锅中放入玉米油和蒸鱼豉油煮开，淋在鱼上即成。

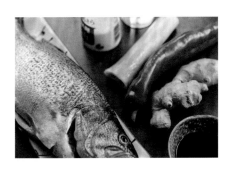

总热量 432 千卡

蛋白质 59.1 克

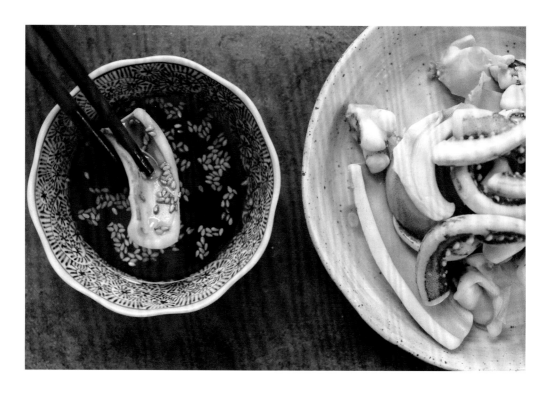

白灼鱿鱼

食材：

鱿鱼 300 克

料酒 1 大匙

姜 10 克

生抽 1 大匙

味极鲜 1 茶匙

花椒油 1 茶匙

芝麻油 2 茶匙

芝麻 2 克

总热量 407 千卡

蛋白质 47.1 克

步骤：

1. 鱿鱼洗净。

2. 小锅里倒约500毫升的冷水，放入料酒和姜。

3. 煮开后放入鱿鱼，鱿鱼变色卷起即可捞出，切段。

4. 将生抽、味极鲜、花椒油、芝麻油调匀做成酱汁，撒上芝麻。蘸食。

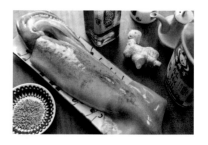

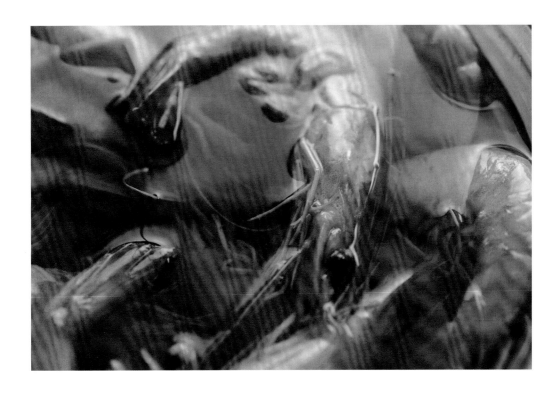

糟卤大虾

食材：

大虾 500 克

料酒 2 大匙

糟卤 250 毫升

葱段 10 克

姜片 10 克

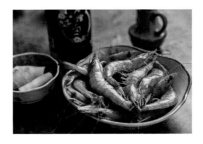

总热量 416 千卡

蛋白质 71.1 克

步骤：

1. 大虾洗净。

2. 锅内加适量冷水，倒入料酒煮开，放入大虾煮至变色。

3. 捞出大虾泡入糟卤里，同时放入洗净的葱段和姜片。

4. 浸泡约 20 分钟即可。

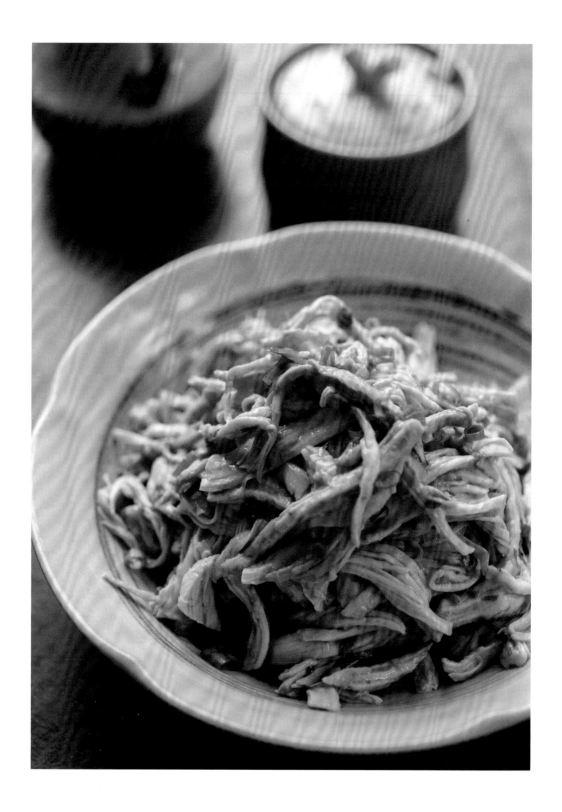

吃出健康瘦

葱姜汁淋手撕鸡

食材：

鸡胸肉 300 克

料酒 1 大匙

芝麻油 1 大匙

蚝油 1 大匙

姜泥 1 大匙

香葱末 10 克

味极鲜 1 茶匙

糖 3 克

盐 3 克

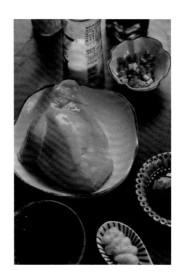

步骤：

1. 将鸡胸肉横刀破开，略拍松。

2. 小锅里倒入约500毫升冷水，加料酒，放入鸡胸肉。

3. 小火煮至鸡胸肉戳下去软嫩即可捞出，约8分钟。

4. 将鸡胸肉撕成小条。

5. 混合芝麻油、蚝油、味极鲜，拌入姜泥、香葱末、糖、盐，淋在鸡丝上，拌匀。

备注：

喜欢辣味的，可以将1/2大匙（或1大匙）的芝麻油换成花椒油或辣椒油。由于油的热量相同，等量替换就好。

总热量 490 千卡

蛋白质 69.9 克

蚝油牛肉粒

食材：

小牛肉粒 300 克

青椒 1 个

料酒 1 茶匙

蚝油 1 大匙

黑胡椒粉 适量

温水 3 大匙

玉米淀粉 1 茶匙

盐 2 克

玉米油 2 茶匙

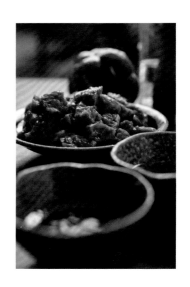

步骤：

1. 将玉米淀粉与1大匙温水和1茶匙料酒混合均匀。

2. 倒入小牛肉粒拌匀，静置。

3. 锅内放玉米油，青椒切块，下锅炒香，放少许盐。

4. 倒出青椒，转小火，将蚝油与剩下的温水调匀倒入锅中。

5. 煮开后放入小牛肉粒翻炒至熟。

6. 再次放入青椒，加盐和黑胡椒粉调味。

总热量 545 千卡

蛋白质 62.1 克

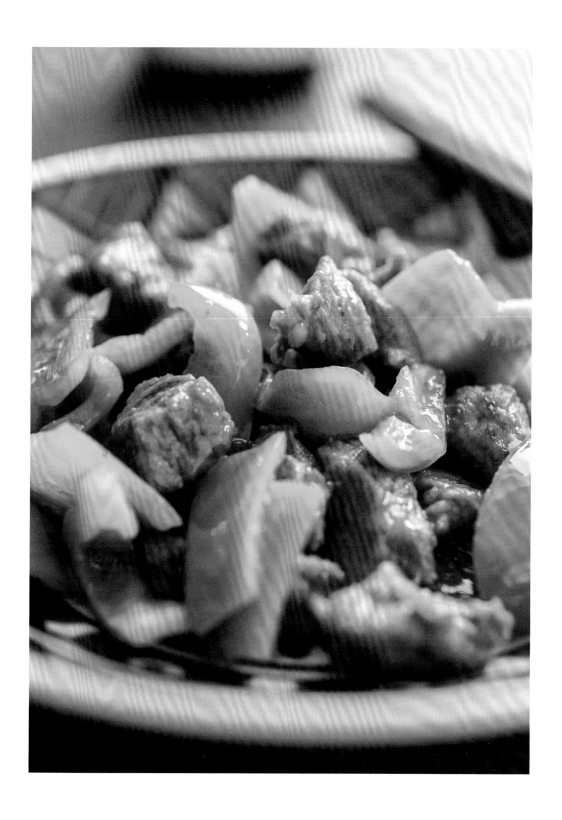

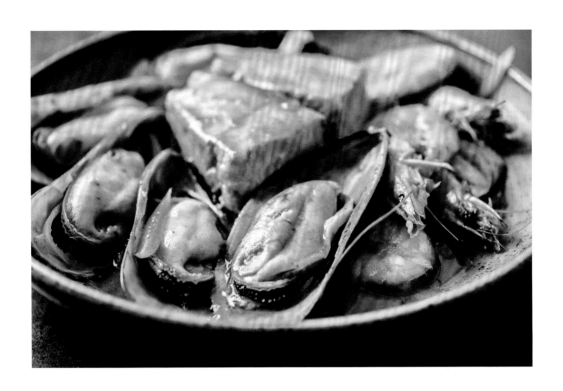

茄汁烩海鲜

食材：

虾 100 克

三文鱼 100 克

青口 150 克

意面酱 50 克

番茄酱 10 克

洋葱 30 克

温水 半碗

橄榄油 2 大匙

总热量 689 千卡

蛋白质 58.9 克

步骤：

1. 海鲜（虾、三文鱼、青口）洗净，擦干水。

2. 洋葱切丝。

3. 锅中放入橄榄油，将洋葱丝炒香。

4. 放入意面酱和番茄酱略翻炒，加入温水。

5. 水滚后放入海鲜翻炒至熟。

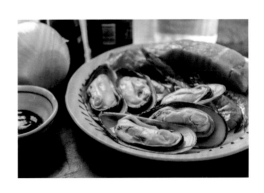

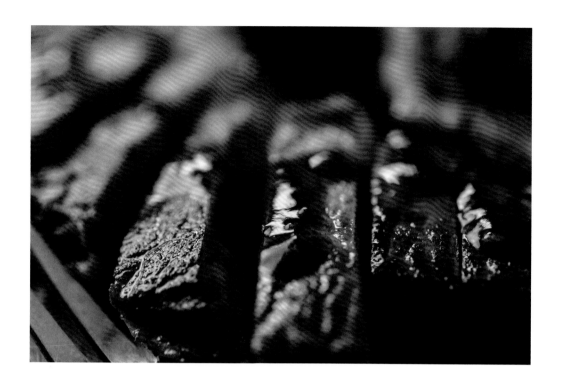

煎西冷牛排

食材：

西冷牛排 300 克　　　黑胡椒粉 适量

橄榄油 1 茶匙　　　　黑胡椒酱 10 克

盐 适量　　　　　　　西蓝花 30 克

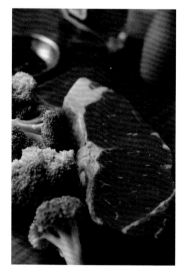

步骤：

1. 牛排擦干水，放至室温。

2. 不粘煎锅上大火。

3. 牛排表面抹橄榄油，撒黑胡椒粉和盐，放入不粘煎锅，每面各煎约2分钟，取出静置。

4. 另煮开一锅水，烫熟西蓝花。

5. 牛排、西蓝花装盘，佐黑胡椒酱进食。

总热量 687 千卡

蛋白质 62 克

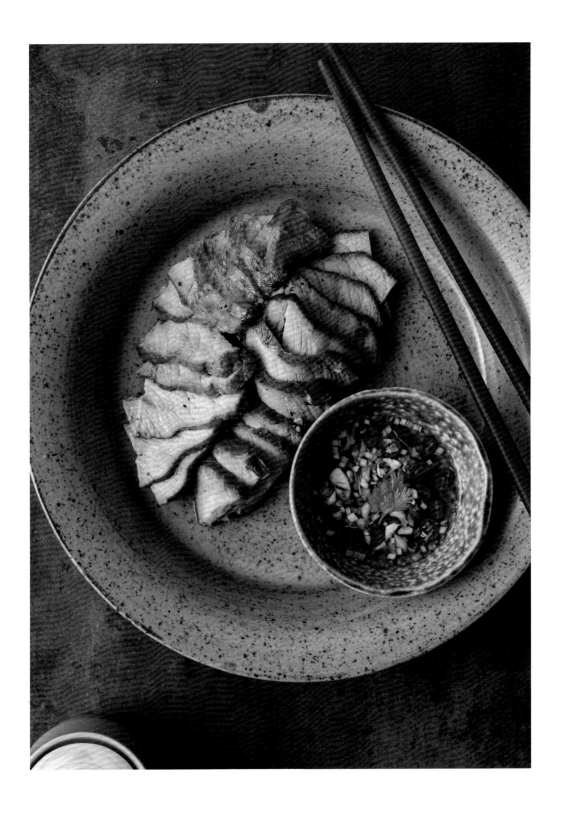

吃出健康瘦

泰式烤猪腿肉

食材：

猪后腿肉 200 克

鱼露 1 茶匙

胡椒粉 适量

葡萄籽油 2 茶匙

生抽 2 茶匙

糖 1/2 茶匙

蘸汁：

青柠檬 1 个

辣椒粉 1 茶匙

蒜 1 个

香菜 3 克

鱼露 1 茶匙

小红椒 1 个

糖 1 茶匙

步骤：

1. 猪后腿肉洗净，擦干水。

2. 加入鱼露、胡椒粉、生抽、糖腌渍过夜。

3. 不粘煎锅上中火，放葡萄籽油。

4. 放入猪后腿肉，煎至两面焦香。

5. 将"蘸汁"中的所有原料混合均匀，猪后腿肉切片，蘸汁食用。

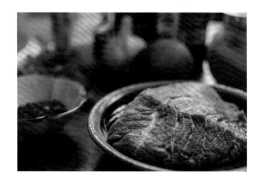

总热量 605 千卡

蛋白质 51.2 克

黑椒汉堡排

食材：

澳洲牛肉糜 120 克

猪肉糜 50 克

面包糠 10 克

水 25 毫升

葡萄籽油 2 茶匙

洋葱 15 克

鸡蛋 1/2 个

盐 1/3 茶匙

黑胡椒粉 适量

白胡椒粉 适量

酱汁：

水 1 大匙

料理酒 1/2 大匙

鸡精 适量

糖 1/2 茶匙

酱油 1/2 大匙

黑胡椒粉 适量

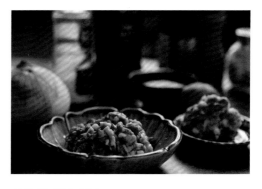

总热量 639 千卡

蛋白质 46.6 克

步骤：

1. 将面包糠和水混合均匀。

2. 洋葱切细碎，备用。

3. 锅中下 1 茶匙葡萄籽油，将洋葱碎炒香、炒软，放凉备用。

4. 用一个大碗，将牛肉糜、猪肉糜、泡好的面包糠、炒好的洋葱碎、鸡蛋、盐和黑、白胡椒粉全部放在一起抓至有黏性。

5. 把抓好的肉糜整形成汉堡状。

6. 不粘煎锅中放 1 茶匙葡萄籽油，调中小火。

7. 放入汉堡排，用手轻按使其下面接触锅底。

8. 一面煎到微焦后，翻面继续煎。

9. 另一面煎至微焦，放入"酱汁"里的水和料理酒，盖锅盖略焖 2 分钟。

10. 不关火，拿出汉堡排，在同一个锅里加入"酱汁"的其他原料，收浓汁，淋在汉堡排上。

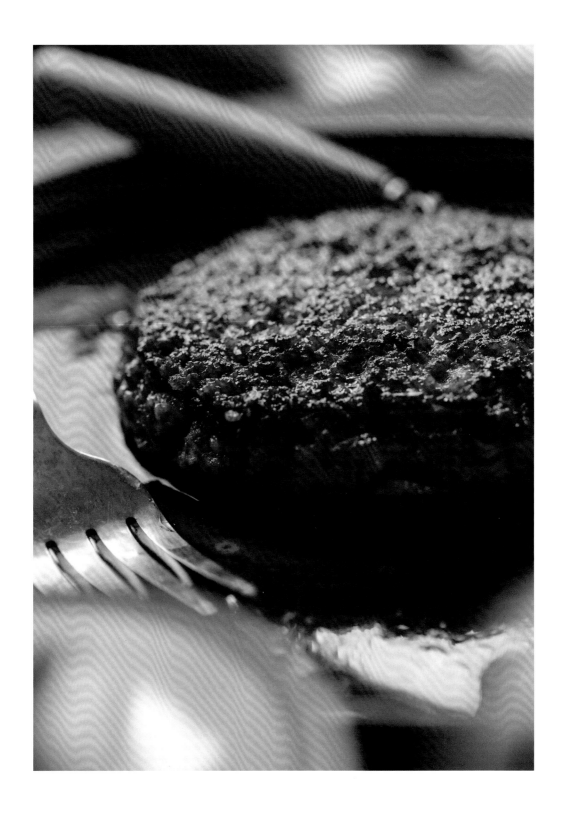

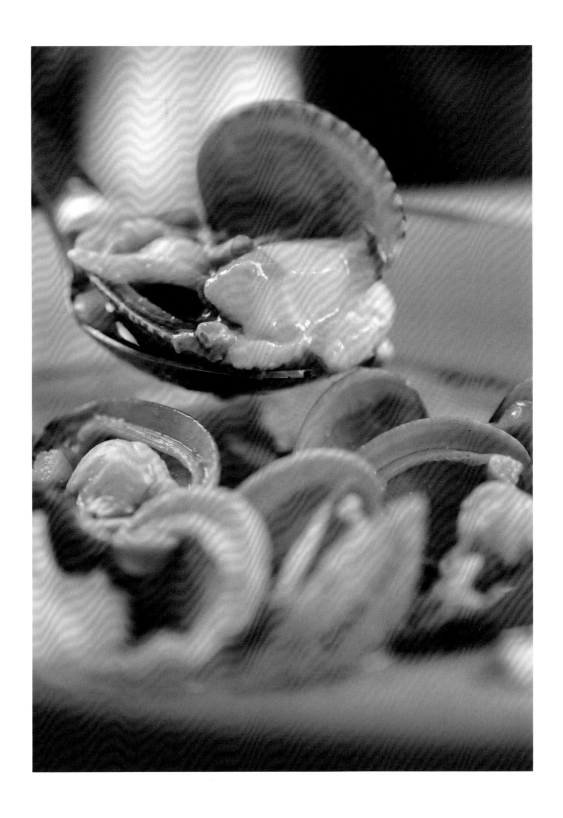

吃出健康瘦

蛤蜊蒸水蛋

食材:

蛤蜊 6 颗

鸡蛋 3 个

高汤 / 水 200 毫升

盐 3 克

生抽 2 茶匙

芝麻油 1 茶匙

温水 1 大匙

葱花 适量

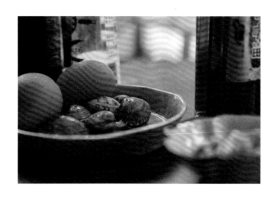

步骤:

1. 蛤蜊放入事先加了盐的清水里，吐好沙后沥干。

2. 鸡蛋打散，与 200 毫升高汤、3 克盐混匀，倒入盆中。

3. 蒸锅水煮开后，放入盛有鸡蛋液的小盆，盖上锅盖，留小缝。

4. 蒸 12 ~ 15 分钟至蛋液基本凝固后，放入蛤蜊。

5. 蒸至蛤蜊开壳。

6. 将生抽、芝麻油、温水混匀，淋在蛤蜊上，撒适量葱花即成。

总热量 294 千卡

蛋白质 25.7 克

基础代谢率 | 再次强调

好几年前，在上一本书里，我也一直在强调基础代谢率。

不管最终如何使用这个数值，它都值得你了解一下。

什么是基础代谢率？严格来说，基础代谢率（Basal metabolic Rate，简称BMR）是指24小时内，在自然温度（18 ~ 25℃）环境中，清醒、静卧、空腹、放松的状态下，维持生命基本机能，如心跳、呼吸、腺体分泌、肾脏过滤排泄、解毒等，所需消耗的最低能量。

基础代谢率有好几种不同的计算方法。这里我提供一个最简单的方法，方便大家平日测算：当前体重（公斤）×1（男性为1，女性为0.95）×24小时。举例来说，一位75公斤重的男性，他的基础代谢率即为 75×1×24=1800千卡/24小时；一位50公斤重的女性，其基础代谢率大致为50×0.95×24=1140千卡/24小时。如果想要测得更精准的结果，至少需要使用类似健身房中的机器。这里提到的测算法不能说精准，但是很适合平常使用，可以使你对基础代谢率有一个粗略的数字印象。

既然讲到了基础代谢率，我们也就讲一下基础代谢。因为大家都是通过一个数值来认识"基础代谢"这四个字的，很容易觉得这个数值是不变的。其实一个人基础代谢的速率会随着年龄的增长、生理状况的改变而改变。一般来说，人一生中基础代谢最高峰的时候是18～25岁，在这个时间段你很容易看到一个相对较高的数值。过了25岁，整体代谢速率就会开始下降，数值也会变小，平均每10年下降5%～10%。也因此，你可以根据自己的年龄，在前面已经算出的基础代谢率上打个折扣，才真正是你现在具有的基础代谢率。一般健身房中的机器的测算软件会把这一因素折算进去。

为什么我会提到这一点呢？因为我遇到很多客人，铆足了劲儿希望将基础代谢率保持在健身房里测出的那个数值上，如果达不到或者不能保持就很慌张。且不说这本身只是个测算出来的数值而已，真正的基础代谢率因个人情况而异；更要看到的是，身体机能和器官功效随着年龄增大逐步走低是个不可逆转的事实，我们要做的是尽可能延缓机能下降，而不是争取那个数字上的绝对值。

所以，基础代谢率这个数值到底怎么用呢？

对于不是按照这个数值严格测算自己体重和肌肉量的普通人群来讲，基础代谢率更多的时候适用于判断一天（24小时）的热量摄入。

由于轻微走动也会消耗热量，所以我们一般会为轻度运动，如做简单家务、公司办公等加上600～700千卡的热量。将这部分热量与基础代谢所需的热量相加，你可以对自己一天的基本热量摄入有个大概的认知。再加上我们后面会提到的食物的热量测算，你就能知道一天大概吃多少，哪些食物需要少吃了。

这样就够啦，做到心里有数就好。

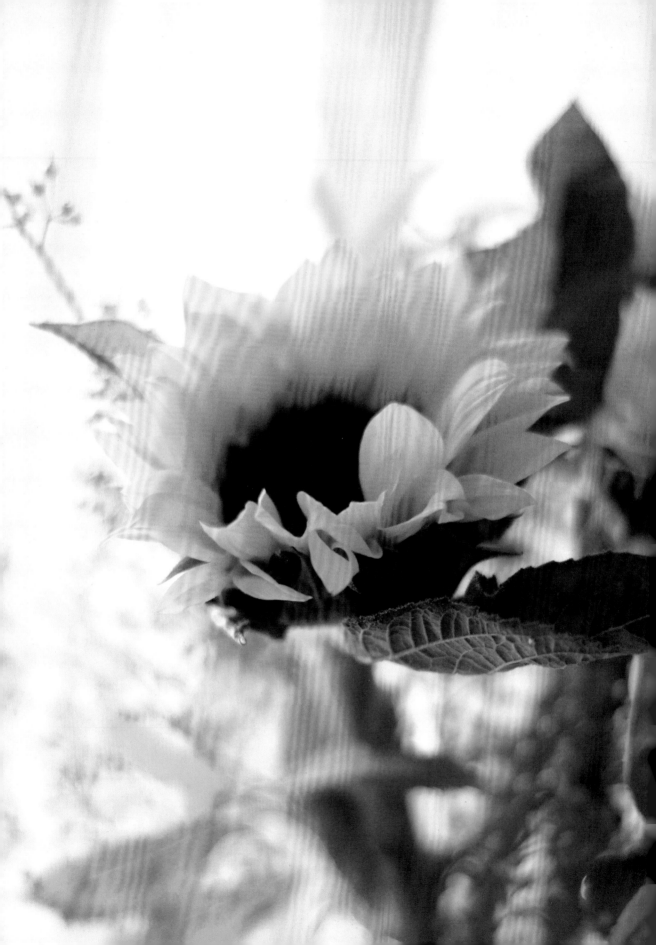

精制碳水化合物

综述 | 精制碳水化合物

本章没有描述低碳水饮食，而仅仅是讲了高碳水饮食，因为我觉得前者大家都已经很了解了。常常说不吃米饭的人群，常常说要减肥的人群，以及有慢病问题的人群，每天都在强调低碳水饮食。

我们其实可以退后一步来看，在综合判断一份健康餐食的时候，我们已经多数倾向于选择低脂肪低碳水了。

精制碳水化合物的热量并没有比其他碳水化合物高，也是1克4千卡。之所以精制碳水化合物让我们投注了这么多关注，主要在于其不含有膳食纤维——抽离掉膳食纤维的高度加工的碳水化合物称为精制碳水化合物。

但其实，关注碳水化合物摄入量的时候，不仅要关注精制碳水化合物，还要关注膳食纤维和糖。否则控制住了不吃米饭，结果却吞下一块蛋糕，还不如吃米饭呢。

高碳水食物是垃圾食品吗

估计看见这一篇文章的人，会有种眼珠子掉下来的感觉。

就像脂肪不是坏东西一样，高碳水食物也不是"人民公敌"。如果谁跟你说白米饭是垃圾，那你可以不用相信他了。因为他只是在单纯地宣讲某种东西，并没有真正为你的健康考虑。

此话怎讲呢？意思就是，白米饭很有可能对你是有好处的。

我对白米饭的第一次惊奇体验，是从我之前的1200千卡轻食开始的。我在《低卡料理家》里说过，尝试了轻断食后，为了延续效果，我吃了大半年的1200千卡轻食。由于摄入太少，主要以膳食纤维为主，半年后我开始觉得自己很没有力气，上两层楼梯就会很吃力。那天下午，我吃了一碗白米饭，大约200克的样子。说起来有点夸张，但是我真的是一下子就觉得有力气了，像充了电一样。那一瞬间我感受到了精致碳水食物的力量。

所以说以前没得吃的时候，精致碳水食物是好东西。为什么？因为它充电快啊。现代人群是吃得太多了，导致有这样那样的问题。但是，你吃多了，难道就可以说被你吃进去的东西是垃圾吗？当然不可以。吃多吃少是你的选择，你眼前的那碗白米饭没逼着你把它吃下去，对吧？

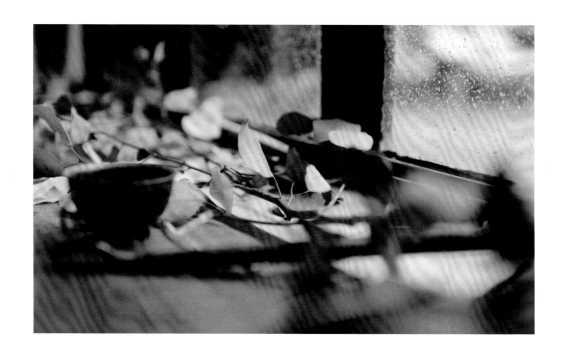

对于本身消化吸收有问题的人群，如果再断掉这种能够给身体充电、即刻提升代谢的精致碳水食物，那么他们的身体代谢只会越来越慢。这就是为什么有些女生看着肿胖，但是试过各种节食、断食的方法，都很难瘦到理想体重的原因。因为她们没有对身体对症下药呀。身体没有办法把体内的垃圾拖运出去，已经显得很吃力了，但你还一个劲儿给它塞些它搬不动的东西，它只会越来越吃力，代谢越来越慢，而你不知所以，只让人家工作不给人家加油……

在我们经历的轻断食体验中，加了一天高碳水食物充电，其效果明显要好过不加，这就是因为在加了它充电的那一天里，代谢被提升了。而我也有过几个女性客人，对于我让她们吃白米饭这件事充满了犹疑，而终于做了之后又对效果觉得很惊奇。当然，也有打死都不肯吃的人，唉。

高碳水餐在什么时候用？如果你是用它来维持身材的，那么一周吃几顿就挺好了。如果你是用它来减肥瘦身的，在觉得身体代谢慢、体重下不去的时候用，早中晚连续吃1～2天，然后转回高蛋白质餐或高纤维餐，是目前较为理想的搭配方案。

沙茶海鲜汤面

食材：

面条 80 克	姜 10 克
大虾 2 只	沙茶酱 15 克
蛤蜊 50 克	生抽 2 茶匙
鱿鱼卷 20 克	葡萄籽油 1 茶匙
青菜 20 克	料理酒 2 茶匙

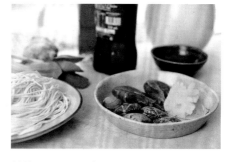

总热量 476 千卡

碳水化合物 63 克

步骤：

1. 海鲜洗净，擦干水，备用。

2. 煮约 500 毫升水，放入姜和料理酒煮开。

3. 一并放入海鲜烫熟后捞起。

4. 用葡萄籽油将沙茶酱炒香，倒入生抽，再倒入碗中。

5. 起锅煮面，期间放入青菜烫熟后捞起。

6. 在盛炒好的沙茶酱的碗里倒半碗滚水，将煮好的面捞出放入碗中，再摆好青菜和海鲜即可。

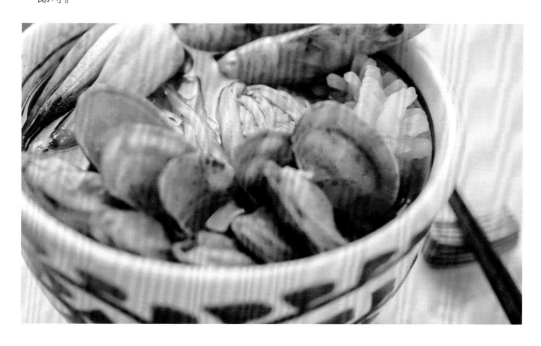

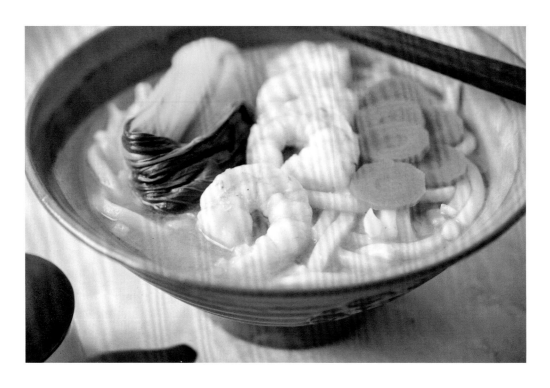

咖喱乌冬面

食材：

虾仁 50 克　　　　即食乌冬面 1 包，200 克

胡萝卜 20 克　　　市售咖喱块 20 克

青菜 1 棵　　　　木鱼花 适量

步骤：

1. 清水煮开，胡萝卜切片，将虾仁、胡萝卜片和青菜烫熟，备用。

2. 另起一锅，加水约800毫升，煮开后放入木鱼花，出香气后捞出。

3. 在木鱼花水中放入乌冬面煮沸，加咖喱块煮至化开。

4. 将面连汤盛入碗中，码好虾仁、胡萝卜片和青菜。可根据自己的喜好，稍微调味。

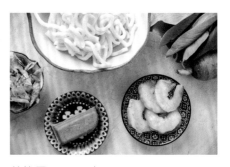

总热量 864 千卡

碳水化合物 142 克

　　吃出健康瘦

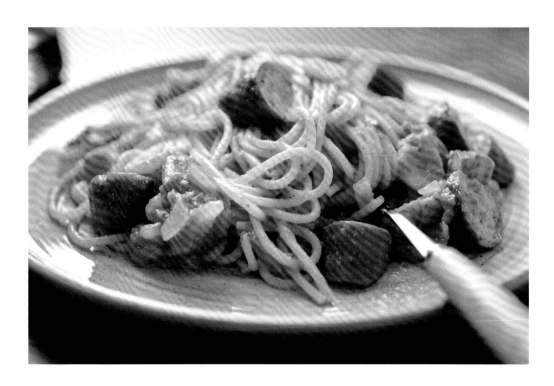

番茄香肠意面

食材:

意面 70 克	意面酱 30 毫升
美式香肠 1 根	番茄 1 个
洋葱 30 克	盐 适量
蒜 10 克	橄榄油 15 毫升

步骤:

1. 起一锅水,加少许盐煮开后,放入意面煮至七成软,捞起。
2. 洋葱和蒜切细碎,香肠和番茄切块。
3. 锅上中火,放入橄榄油。
4. 先放洋葱和蒜炒香,再放香肠和番茄略炒。
5. 加入煮好的意面,翻炒约2分钟,加盐调味。

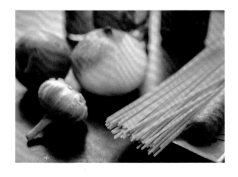

总热量 564 千卡

碳水化合物 73.7 克

被扣上了垃圾食品帽子的白米饭

现代人被精制碳水化合物吓到了。

我怎么又想起要讲白米饭？是因为又遇到了让吃白米饭但怎么也不肯的客人，唉。

今天当你在搜索框中输入"白米饭 糟糕""dangers of refined carbohydrates"后，信息真的是整屏整屏地往外跳。这个概念宣传得如此成功，以至于在相当长一段时间里，作为一名健康饮食工作者，我都觉得自己不应该提"白米饭"三个字，提了就不健康了。

不难大致推测出这个概念的起始线。2004年刊登在《美国临床营养学杂志》（*AJCN*）上的一篇研究文章称，从1935年到1996年，美国2型糖尿病的患病率攀升了765%，从1991年至1999年，美国成人肥胖率增长了57%。

2001年的时候，哈佛研究人员研究流行病学数据，发现高纤维谷物饮食与较低的冠心病和2型糖尿病发病率有关，这与实验室的代谢实验结果相契合。

种种研究表明精制碳水化合物影响身体健康，增加患病风险，而白米饭就属于这一类。

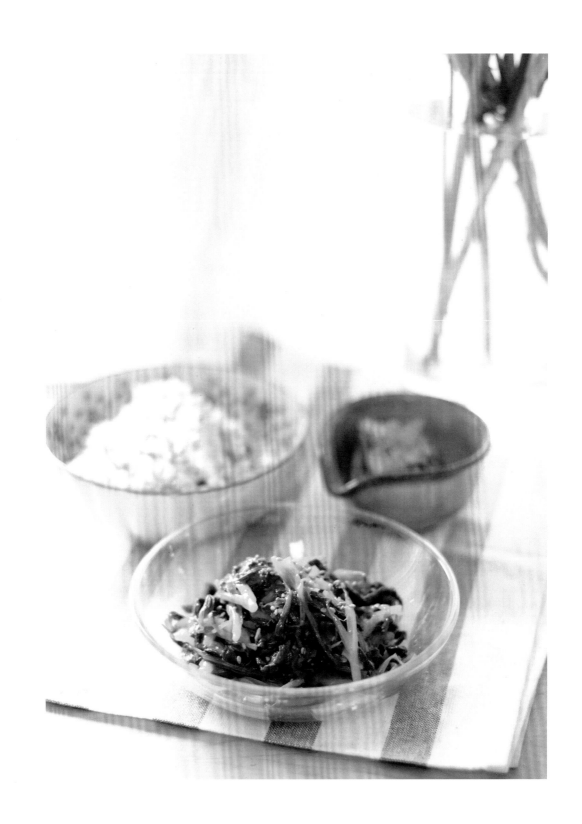

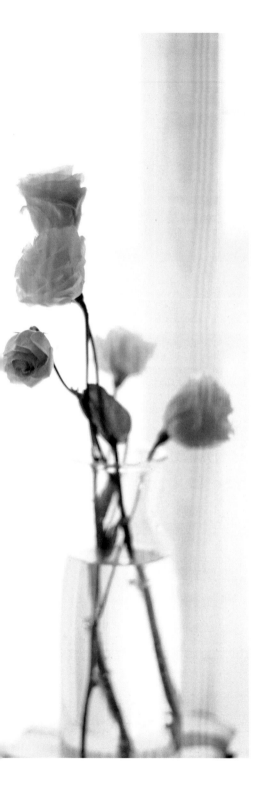

白米饭好，还是不好？

应该还好啊。中医书里讲，粳米甘平，入脾胃经。《别录》中称其"主益气，止烦，止泄"。《食鉴本草》中称其"补脾，益五脏，壮气力，止泄痢"。

如果返回去看种种关于白米饭的研究，你会发现大部分时候它都是和其他精制碳水化合物一起讲的。就像我前面说的那样，你去搜dangers of refined carbohydrates，跳出来的信息多到吓死人，但是你去搜dangers of white rice，研究量就少多了。

真没办法，这是科研的硬伤。研究人员和研究经费都来自欧美，欧美人吃白米饭的频次比起其他精制碳水食物少多了。白米饭一个不小心就被代表了。

2017年有一篇发表在《BMC公共卫生》（*BMC Public Health*）上的研究，研究人员分析了来自伊朗的两组大型人群数据，寻求吃白米饭与2型糖尿病的关联。G组数据量为902例，T组为81例。T组平均每天吃白米饭250克，G组120克。分析结果显示，每天吃250克白米饭的T组与2型糖尿病相关，而吃120克的G组则没有被发现吃白米饭和2型糖尿病存在紧密关联。容我备注一下，两组案例数差距如此之大，真不知道如果T组不是81个样本而是810个样本的话，是不是还是同样的结果。

而来自哈佛公共健康学院的信息，认为大量的白米饭摄入与糖尿病风险还是具有很高的关联性的，但白米饭摄入与心血管类疾病之间的关联则没有那么明显。

所以，白米饭糟糕吗？

白米饭到底有多"垃圾"呢？我觉得实在不好说。从流行病学角度来看，建议民众将精制碳水化合物这一整类都控制摄入，无差别化对待，绝对是一个最好的方法。但是从个人健康角度来看，是不是一定不能吃白米饭，则是要打上一个问号的。

我做过一组小型的轻食＋能量日的饮食测试。能量日指的是那一天三餐全部是精制碳水食物，有很多人选择就是一日三餐全吃白米饭。但是要求不可以有油脂，也无肉，比如白米饭配豆腐汤。几乎没有人这样吃了之后体重反弹，绝大部分人反而由于精制碳水化合物的摄入提升了代谢，在能量日结束后，体重再降一个台阶。

这说明白米饭本身未必是有问题的，问题可能往往来自佐饭菜。来盘辣辣的油滋滋的小炒，配上两大碗白米饭，油脂热量加上超量的精制碳水化合物，不胖也是不可能的。

最后，白米饭应该怎么吃？

1. 配菜请清淡。

我觉得控制配菜比控制饭更重要。而事实上我在给客人做健康管理时也是这样应用的。而且说真的，由于配菜清淡，往往你也吃不了那么多饭。

2. 控制饭的分量。

把装饭的碗变小，当2碗的量也抵不上之前的1碗时，你就控量成功了。而120克的白米饭，热量也就150千卡，不过3块奥利奥饼干的热量。

3. 请先戒添加糖。

如果一定要从精制碳水化合物下手的话，务必先从戒除添加糖开始。不喝甜饮料、不吃甜点才是王道。美国已经开始要求在食物标签上必须注明添加糖含量，凡是标注有添加糖的，不碰为好。此处点名酸奶噢。

备注：糙米饭中的砷比白米饭高。

砷，俗称砒，是一种非金属元素，自然存在于土壤、岩石和水中。经常在影视剧的下毒桥段中出现的砒霜（三氧化二砷），就是砷。由于种植环境（水田）的关系，大米中砷的含量是其他谷物的10倍，而糙米的砷含量则要比白米更高。

这点放在这里讲，绝不是要说白米饭好，糙米饭不好，而是要说所谓健康食材也不是完美的。

参考资料来自：

1. Increased consumption of refined carbohydrates and the epidemic of type 2 diabetes in the United States: an ecologic assessment. Lee S Gross Li Li Earl S Ford Simin Liu The American Journal of Clinical Nutrition, Volume 79, Issue 5, May 2004, Pages 774-779, https://doi.org/10.1093/ajcn/79.5.774
2. Intake of Refined Carbohydrates and Whole Grain Foods in Relation to Risk of Type 2 Diabetes Mellitus and Coronary Heart Disease. Simin Liu, MD, ScD, FACN Pages 298-306 | Received 30 Oct 2001, Accepted 19 Nov 2001, Published online: 26 Jun 2013
3. White rice intake and incidence of type-2 diabetes: analysis of two prospective cohort studies from Iran. Asieh Golozar,1,2 Davood Khalili,3 Arash Etemadi, BMC Public Health. 2017; 17: 133. Published online 2017 Jan 31. doi: 10.1186/s12889-016-3999-4
4. Rice. https://www.hsph.harvard.edu/nutritionsource/food-features/rice/

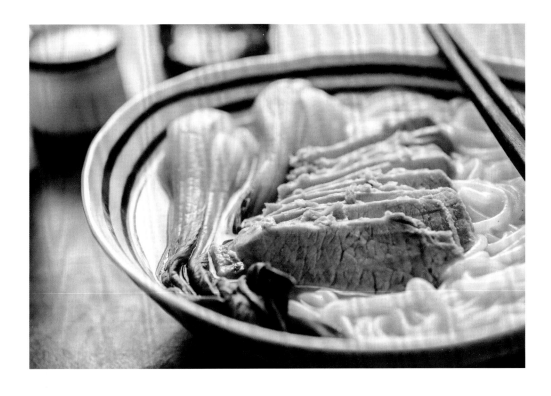

骨汤米粉

食材：

猪骨 300 克	料酒 15 毫升
瘦肉 150 克	青菜 2 棵
盐 10 克	米粉 80 克

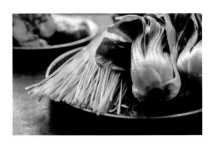

总热量 529 千卡
碳水化合物 72.3 克

步骤：

1. 猪骨剔净脂肪，洗净，备用。

2. 猪骨、瘦肉入锅，倒入约 1 升冷水。

3. 放入料酒和盐。

4. 开大火煮沸，撇去浮沫，转小火炖煮 1 ~ 2 小时。

5. 青菜洗净，备用。

6. 另起一锅水，煮开后，烫熟青菜捞出，再放入米粉煮软。

7. 盛半碗炖好的骨汤，放入煮软的米粉，在上面码好瘦肉和青菜即可。

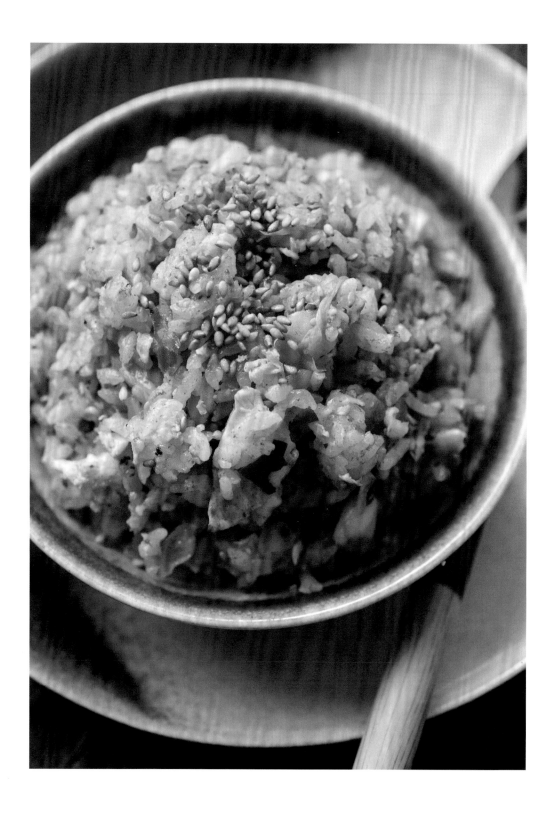

吃出健康瘦

泡菜炒饭

食材：

隔夜饭 250 克

泡菜 30 克

芝麻油 30 毫升

鸡蛋 1 个

料理酒 1 茶匙

烤芝麻 5 克

味极鲜 1 茶匙

韩式辣椒酱 1/2 茶匙

步骤：

1. 韩式辣椒酱用 10 毫升芝麻油划开，搅拌均匀，备用。

2. 鸡蛋打散，倒入隔夜饭中，抓拌均匀，备用。

3. 泡菜沥干汁，切碎。

4. 炒锅上中火，放入剩余的芝麻油，将泡菜炒香。

5. 倒入用蛋液抓拌的隔夜饭，炒匀。

6. 放入料理酒、味极鲜和韩式辣椒酱，翻炒。

7. 出锅前拌入烤芝麻即可。

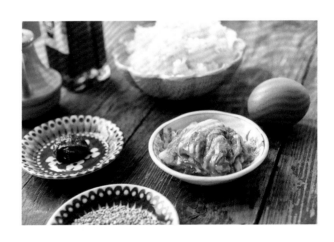

总热量 679 千卡

碳水化合物 76 克

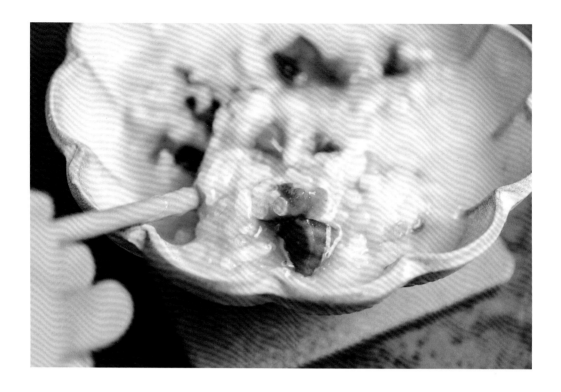

皮蛋瘦肉粥

食材：

白米 100 克 　　芝麻油 1/2 茶匙 　　白胡椒粉 适量

皮蛋 1 个 　　　盐 10 克 　　　　葱段 适量

姜片 5 克 　　　猪肉末 30 克 　　葱花 适量

色拉油 20 毫升 　料酒 1 茶匙 　　清水 400 毫升

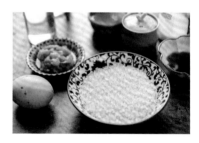

总热量 712 千卡

碳水化合物 79 克

步骤：

1. 猪肉末与芝麻油、料酒、白胡椒粉及少许盐拌匀后静置。

2. 白米洗净，沥干水，放入色拉油与盐，抓匀，静置约15分钟。

3. 白米加水，煮开后转小火继续熬煮。

4. 放入葱段与姜片，熬煮约15分钟后取出葱姜。

5. 待米粒开花后，放入腌渍好的猪肉末，继续熬煮至酒味散去。

6. 放入切好的皮蛋略煮一会儿，关火前撒葱花和白胡椒粉即可。

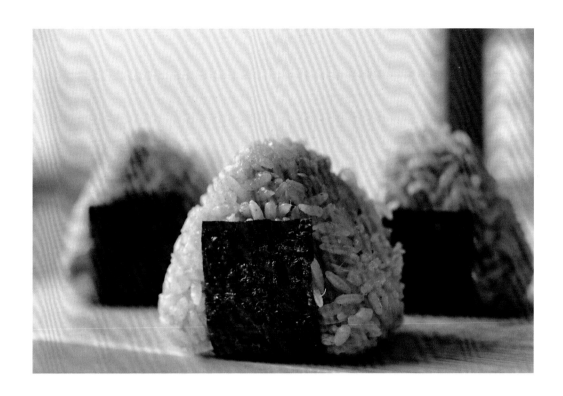

三文鱼饭团

食材：

三文鱼 45 克

味噌 3 克

清酒 1/2 茶匙

现蒸的米饭 240 克

配饭海苔 3 片

步骤：

1. 三文鱼洗净，擦干水。

2. 不粘煎锅上小火，将三文鱼煎熟。

3. 味噌与清酒调匀，浇在三文鱼上。

4. 继续小火煎三文鱼至酒味消失。

5. 取 80 克现蒸的米饭铺好，中间放入三文鱼，包起捏成三角状。

6. 裁出合适大小的海苔，裹住饭团即可。

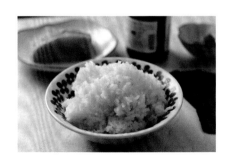

总热量 430 千卡

碳水化合物 72 克

我的客人基本都是生活忙碌一族，空中飞人，经常加班，吃饭永远没点儿或者根本就忘记了吃饭，总是应付着一个接一个的应酬。他们忙碌的生活被各种事务占满，却唯独拿不出时间来打点最重要的，且唯一能让他们好好活下去的东西——食物。

看见他们网上发给我的三餐列表，我都只能叹气，问题往往和价格一点关系没有。

也不能完全怪他们。如今健康信息漫天飞舞，早已呈爆炸态势，如果吃顿饭都像做个项目那么麻烦的话，他们实在难于做到，但他们心里又隐隐觉得要为自己的健康做点什么。

于是，他们拿掉了水果。

我八成以上的客人填写问卷中"吃水果的频次"这一栏的结果让我惊讶，最多的是1周3次，少的可能是2周1次。究其原因，大多数人都或多或少地受到"果糖不健康"这个说法的影响。

亲爱的人们，你们的生活方式真的不允许你们把水果拿掉。在我的观点里，如果必须做些食物的取舍，水果一定是最后一个被拿掉的。不到万不得已，绝不要动它。

不能动的原因如下：

1. 水果热量是真的低。吃水果在某种程度上等同于灌水饱，让人有饱腹感但又没什么热量。

水果里有什么？如其名，有水，大量的水，而水没有热量。在这种情况下我不需要向你分析果糖进入身体后到底去哪里了。如果你只吃水果，你吃的热量那么低，果糖还能去哪里？都被用掉了呀。

好友有一次很担忧地问我："我是真的很爱吃水果，但是果糖那么高，我很担心。"她是一位热爱健身到痴迷的女生。

我说："以你的运动消耗，果糖全都用掉了呀。如果吃水果会胖，那猴子不是都要肥

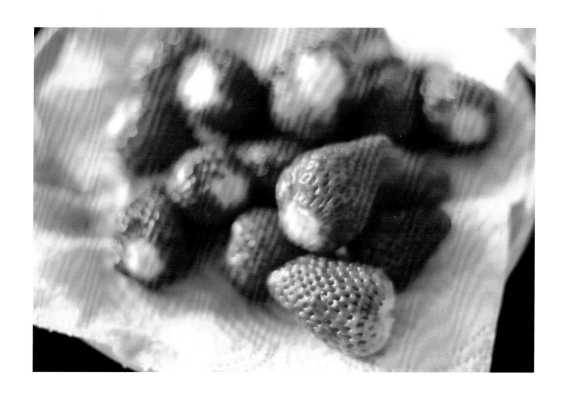

死了？为什么它们没有？因为水果就那么点热量，只能保证身体稍微动动。要是猴子们一天只吃一个桃子、一根香蕉，估计都饿扁了，只能奄奄一息地躺在地上。"

2. 水果含有那些煮过的蔬菜里找不到的维生素，此处点名维生素C。

外食族们不可能一直吃生黄瓜、生番茄。如果再放弃水果，那一日三餐很容易都变成只包括煮过的食物。什么意思？就是不吃生黄瓜、生番茄，再错过水果的话，你一天就不见得能摄入多少水溶性维生素来供给身体了。

煮过的蔬菜中含有的水溶性维生素的体量与生食完全不可比，比如西蓝花、菠菜，虽然也富含维生素C，但是烫过后维生素C流失率超过50%。大部分时候你能够从煮过的蔬菜中受益的部分只有纤维。

也许有人说那我吃VC泡腾片不就好了？"黑板敲一敲"，营养素片剂的吸收利用率和来自食物中的养分的吸收利用率是不能比的。你会发现不管是哪个健康权威专家给你建议，都会让你从饮食改善做起。唯一被确认片剂更好用的，目前貌似只有两种维生素B，即维生素B_{12}和叶酸。但是具体摄入量还是建议咨询专业人士。

3. 水果含有活性消化酶。在48℃下就会失去作用的消化酶，请问你从哪里还可以再得到？

关于消化酶/酵素的内容，大约可以再写出超长的一篇文章吧，这里我从简描述。从这么多流行的酵素饮品里，你就应该多多少少地知道些关于酵素/消化酶的好处。生食在一定温度下发酵，就是源于其中的酶在特定温度下被激活，或是被糖化激活。我们目前认为，食物中的消化酶可以帮助食物在人体胃肠道中消化代谢，这是酵素论/生食论流行的基础理论之一。

尽管蔬菜、肉类都带有活性消化酶，但是相对安全的，并且食材容易寻到的，也真的就只有水果了。

最后，到底怎么吃水果可以不用担忧果糖？

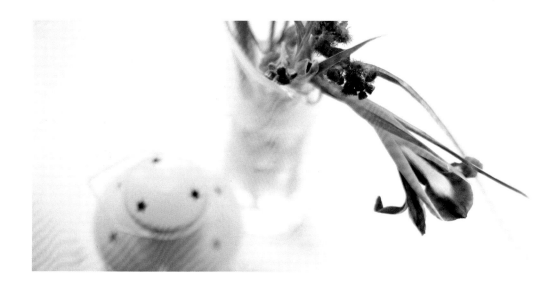

请在餐前吃，三餐前都吃。

试想一下在一顿大餐之后吃水果，餐食的热量已经"爆表"，这时摄入的果糖确实可能成为压倒体重的"最后一根稻草"。

而如果选择在餐前吃，你不仅可以获得饱腹感，有益于控制后面餐食的热量摄入，而且还能利用其中的消化酶很好地帮助消化代谢，最后还可以摄取到其中的维生素和矿物质。

参考资料来自：

1. Is the Sugar in Fruit Bad for You? https://healthyeating.sfgate.com/sugar-fruit-bad-you-3928.html
2. How Cooking Affects the Nutrient Content of Foods? https://www.healthline.com/nutrition/cooking-nutrient-content
3. Should you get your nutrients from food or from supplements? https://www.health.harvard.edu/staying-healthy/should-you-get-your-nutrients-from-food-or-from-supplements

健康的椰糖，就不是糖了吗

一切源自早上我在朋友圈贴出的椰子脆。

我在喝一天中的第一杯美式咖啡时，想找点东西配一下，正好桌子上放着个椰子脆。翻过来一看配料表，好吧，白砂糖……

有个做有机食物的朋友在评论中解释，这里不是白砂糖，是椰糖，不一样的。标白砂糖是因为相关单位没有给"椰糖"这个选项，默认的糖就白砂糖。她觉得很委屈。

椰糖和白砂糖，既一样也不一样。

一样的地方在于，两个都是添加进食物中的糖。要知道，只有后添加进食物中的糖，才需要在食品配料表中标注出来。

但凡一种物质被从食物中提取出来，它就不再是具有自然属性的天然状态了。椰糖，尽管不是白砂糖，但也是从椰树花蕾的汁液里提取出来的，不再具有原来那个椰树花蕾的甜味，而是糖了。它的属性等同于白砂糖。椰糖在人体里的代谢路径和白砂糖是没有差别的。

不一样在哪里？在原料来源和加工手法及精度上。

先讲原料来源。

我们目前吃的糖，最主要的来源就是蔗糖。白糖、冰糖、黄糖、红糖、黑糖，都是从甘蔗而来的，椰糖则由椰树花蕾的汁液提取而得。

不同之处还在于加工手法，以及加工精度上。

要做出真正的"古法黑糖"，首先得有一片甘蔗园，然后得把甘蔗榨汁，再熬煮……程序非常复杂。（椰糖和棕榈糖都是从花蕾中榨出汁液，再经过熬煮而得的，手法和古法熬制相似。）

再加工这些黑糖，一层层地脱去杂质，就会出现红糖、黄糖和白糖。

而市面上的某些黑糖，是使用白糖与糖蜜（Molasses）重新勾兑而成的。这种操作比古法熬制简单得多，而颜色、口味与古法制糖很相近，只是基本没有甘蔗的渣滓。这种糖统称为"还原糖"，意思就是还原至原始状态的糖。

所以从加工精度上来看，白糖、红糖、黄糖等都属于加工精度很高的糖，而古法制糖，以及棕榈糖、椰糖，则属于加工精度较低的糖。

加工手法和加工精度不同带来的影响是，原则上讲，手法越繁复，加工精度越高，含有的养分越低，且升糖指数越高。以此原则来看，棕榈糖、椰糖和古法制糖更为健康。比如根据功能医学的测算，棕榈糖的升糖指数为35～41，而普通白糖是68，蜂蜜是55。初步分析认为，这应该是因为棕榈糖在加工过程中保留下来的纤维、维生素和矿物质，使其进入血液的速度略微减缓的缘故。

那么到底该吃什么糖？怎么吃？

原则一，必定是要少吃糖，以及少吃配料表中有糖的各类食物。不管是什么糖，吃过量了风险都一样。

在这里我们对比一下国内外的食品标签。国外食品标签的营养成分表在"碳水化合物"一栏中，是要求明确区分出膳食纤维含量和糖含量的。而且在2020年即将全面改造完毕的新食品标签中，还要求标注出添加了多少克糖。这么清晰的标注，如果你还要吃它，那因糖而带来的健康困扰就请你不要再责怪别人了。而国内食品标签的营养成分表，你无法看到含有几克糖，因为上面根本没标注。如果你只看营养成分表而不看配料表的话，那你大概都不知道里面含有糖。

原则二，从健康程度来看，古法制糖、棕榈糖、椰糖明显优于白砂糖和各类以白糖为基底的还原糖。

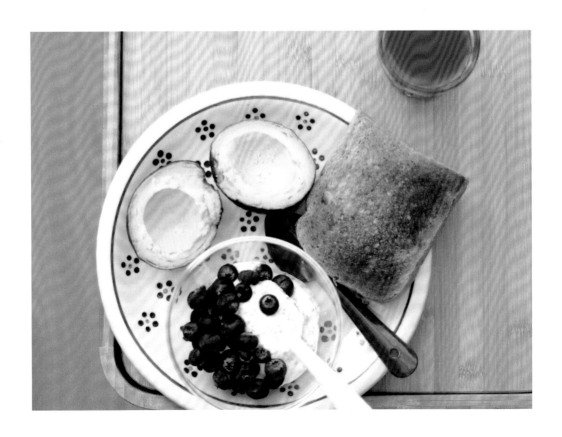

当然，糖选择起来也是困扰多多。比如真正的古法制糖，是很难拿到商超货架上去售卖的，因为各项卫生标准可能都难以达到，而且保质期也做不到那么"漂亮"。

而对于棕榈糖和椰糖来讲，也很尴尬。在国内的食品配料表栏中，除了"白砂糖"，没有其他的糖标签可用。"我的配料里是添加糖但不是白砂糖啊"，有些生产商在我的朋友圈里喊冤，这是可以理解的：椰糖明明营养价值高很多，却要被标记成白砂糖。难怪人家大呼委屈。

原则三，看你的个人状况和诉求。身体健康总归是没法通过一件事一下就可以达标的。是不是戒了糖，健康就完满了？我不能给你这么快下定论。

如果你感觉很健康，那你想怎么吃跟着自己的想法来就好；如果你觉得应该吃得健康一些，或者你有血糖困扰，那建议你主要执行原则一，即少吃糖；如果你想健康饮食，或有其他指标困扰，但又不想断掉口腹之欲，那你可以重点执行原则一和原则二，即少吃糖，同时把摄入的糖换成椰糖或棕榈糖。

最后，今天你吃糖了吗？

参考资料来自：

1. Does the Body Process Fruit Sugars the Same Way That It Does Refined Sugar? https://healthyeating. sfgate.com/body-process-fruit-sugars-same-way-refined-sugar-8174.html
2. Cane Sugar Vs. Refined Sugar. https://www.leaf.tv/articles/cane-sugar-vs-refined-sugar/
3. How Does Palm Sugar Affect Blood Glucose? https://www.livestrong.com/article/557464-how-does-palm-sugar-affect-blood-glucose/
4. Guide to New Food Labels and Added Sugars. https://www.bestfoodfacts.org/changes-nutrition-label-added-sugars/
5. 黑糖与红糖及 Brown Sugar 差异性之研究. http://b007.w2.dlit.edu.tw/ezfiles/7/1007/img/108/154.pdf

土豆泥三明治

食材：

厚吐司 2 片，80 克	小黄瓜 20 克
土豆 200 克	火腿片 20 克
橄榄油 1 大匙	盐 2 克
第戎芥末 1 茶匙	黑胡椒粉 适量
美乃滋 1 大匙	

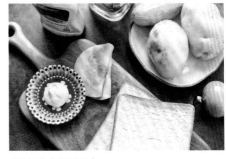

总热量 637 千卡

碳水化合物 81 克

步骤：

1. 土豆削皮，蒸熟后压碎，静置一会儿。

2. 调入橄榄油，加美乃滋、第戎芥末、黑胡椒粉和少许盐拌匀。

3. 小黄瓜切片用盐腌渍约 10 分钟，然后挤干水分。

4. 火腿片切碎，与小黄瓜片一起放入土豆泥中拌匀。

5. 吐司烤香，抹上土豆泥，夹紧后对角切成三角状。

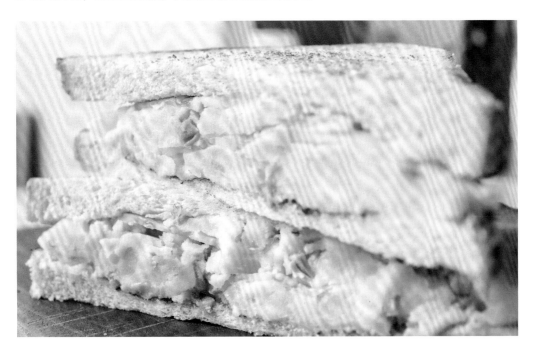

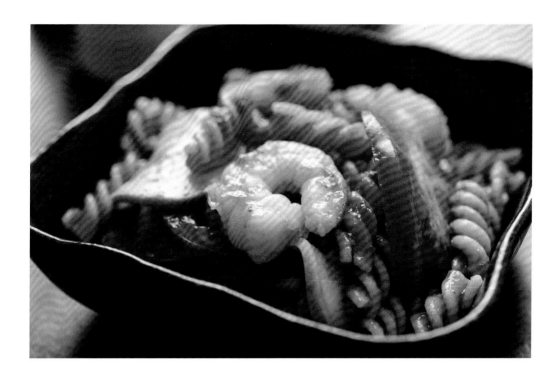

意面沙拉

食材：

螺旋意面 70克　　意面酱 30毫升

虾仁 50克　　　　橄榄油 2大匙

番茄 1个　　　　　盐 适量

西葫芦 30克

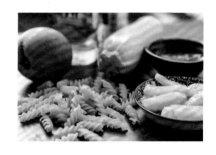

总热量 585 千卡

碳水化合物 59 克

步骤：

1.将番茄和西葫芦切片。

2.煮一锅清水，放盐，烫熟虾仁和西葫芦片，捞起。

3.放入螺旋意面煮至八分软，捞起。

4.不粘煎锅上中火，放2大匙橄榄油，炒意面酱至出香。

5.放入螺旋意面和其他食材拌匀，关火。放凉吃。

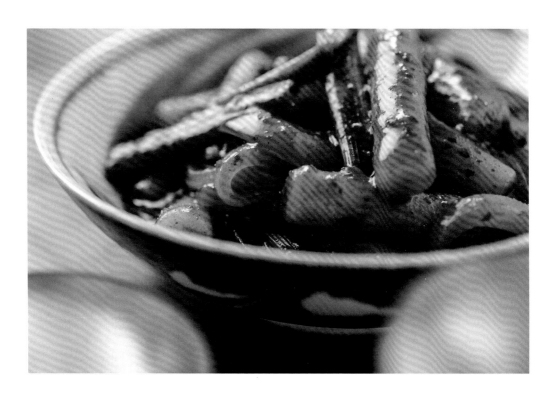

辣炒年糕

食材：

韩式年糕条 120 克   韩式辣椒酱 20 克

洋葱 100 克   酱油 1 茶匙

青葱 20 克   色拉油 2 茶匙

韩国辣椒粉 1 茶匙   糖 3 克

水 1 碗

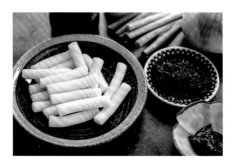

总热量 309 千卡

碳水化合物 50.8 克

步骤：

1. 将韩国辣椒粉、韩式辣椒酱、酱油和糖混匀。

2. 青葱切段，洋葱切丝。

3. 锅上中火，放油，加入洋葱丝和青葱段炒香。

4. 加水，煮开后倒入混匀的酱。

5. 转小火，放入韩式年糕条，煮软即可。可以根据自己的喜好，稍微调味。

3

Chapter
食物与情绪

食物与情绪，你必须了解的事

去年在一次闲聊聚会中，我和友人们讲到一个有趣的新词，叫作"情绪供养"。

起因是那一天晚上，诸多人因为我坐在那里而吃饭吃得极不自在。直到有一位说，"哎呀，有营养师在这里坐着，都不知道怎么吃饭，怎么喝酒了呢。"

我说我不会管的。我自己有时候也会吃那些定义为特别不健康的东西。今晚的酒和食物，是用来供养情绪的，因此大家要放松，要开心。这个时候，吃得健康这件事留给明天想就好了。

于是，"情绪供养"这个词在友人们中流行了起来。大约他们也是第一次听一位营养师很正经地这么解释吧。事实上，这正是食物与情绪之间的关联所在。

为什么会有记忆中的食物？为什么会有妈妈的味道？为什么会有想大快朵颐的冲动？这都是因为食物本身除提供养分之外，还承载诸多与情绪相关的部分，比如作为回忆的载体，作为社交的工具，作为放松的手段，等等。这些部分的体验都与人们心理层面的安全感相关。当大脑发出这样的信号时，你回应了这个行为，神经就会放松下来。

食物在这个过程中有着极其重要的作用，这也是为什么我们不能简单地用"营养"两个字来概括食物的原因。

只不过，我们的肠胃也有一套神经系统，它是独立于大脑之外的。每次我都会举一个同样的例子。你晚上想要吃东西，于是吃了夜宵，然后你觉得最好不要消化这些东西，否则会长胖，于是你用大脑发出指令"不要消化"。有用吗？没用的，因为肠胃系统只要接收到食物就会开启消化吸收这个程序，不会因为大脑叫停而停止。

有思想、有情绪本来就是身而为人的特质，这是我们区别于动物的地方。但我们的肠胃系统目前还不肯听大脑的指挥，所以导致两边的沟通合作有时候有些脱节。大脑想让你吃，吃了可以放松或是安抚焦虑情绪，但吃了之后因为肠胃系统不听大脑的指挥就自顾自地"把事儿给办了"。晚上人的消化代谢慢，还要睡觉，所以用不完那么多热量，自然就会产生堆积。而久而久之的堆积又会使身体向大脑传递另一波信息。看，虽然它们"各自为政"，但这个时候肠胃壁的神经倒是可以向大脑传输信息的，比如饿……

所以我们现在一直强调要学会听见自己身体发出的信号。在如今这个快节奏、高压力的社会环境下，这两个原本就不是那么和谐统一的系统错位沟通的频次远远超过以往。

而你错过的那些信号，久而久之，就会变成一种大的身体症状表现出来。

学会调整的方法，比知道什么食物有营养，要重要得多。

轻断食，可以说是让你学会听见身体声音的方法之一。

食物与情绪

激素失调与『三大刺激手』

一直很想说说激素问题，但是不知道从何写起。

具体关注到激素和饮食的关系，大约是在两年前。做了很多个案之后我发现，大多数人的问题，或是因为压力导致激素失调进而产生吸收代谢的困扰，又或是情绪导致暴饮暴食，继而从饮食问题发展到激素失调。完全因为疾病导致的激素失调反而并不多见，单纯由于饮食出现问题也属少数。通常的个案，虽然以一个病症表征，但分析下来却是方方面面的各种问题千丝万缕地联系在一起而使身体变成今天的模样。

而这其中最典型的，莫过于激素失调与饮食、食物之间的关系。激素失调后，身体会有体征表现，比如没来由的增重或是减重，焦虑烦躁，失眠，疲劳，等等。通常面对这些问题的时候，你会想到这也许是激素问题（内分泌失调），但是从哪里下手改善呢？恐怕你不会想到从食物着手。如果你被告知食物和饮食方式会影响到你的激素平衡……这算不算打开了另一扇窗？今天我只写"三大刺激手"。

我们比较熟知的会影响激素分泌的物质是咖啡因、酒精、糖，它们也被我们称作"三大刺激手"。

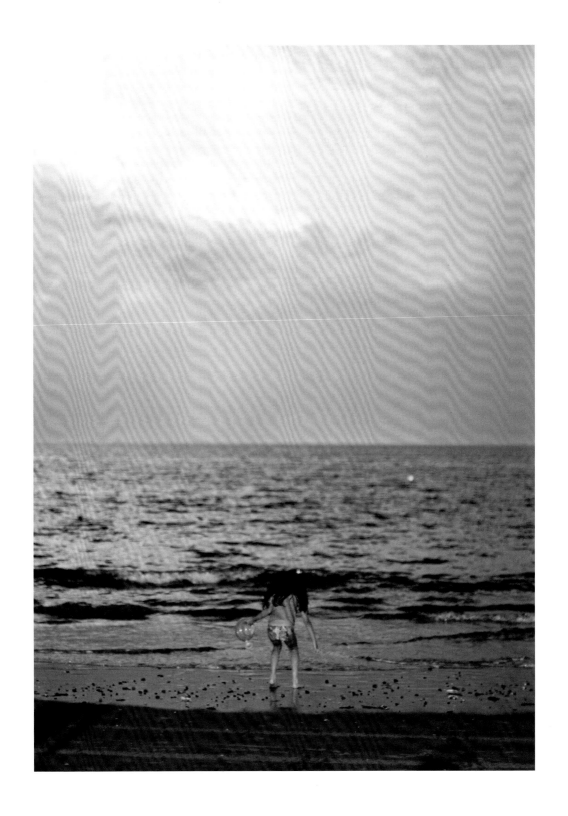

1. 咖啡因。

早在10年前就有研究发现咖啡因会导致体内压力激素分泌增多，从而影响到控制血糖的胰岛素的敏感度。此外，咖啡因还会导致雌激素过度分泌。这些潜在的影响如果要具体量化稍微有点困难，因为受到个人基因、生活习惯、身体状况，及咖啡豆种类和剂量等的影响，太复杂。

我自己最真实的感受就是刚做完春季排毒那会儿，由于那本身就是调整激素的饮食法，所以在那10天里我极尽可能地摒除激素对身体的骚扰。结果刚结束的第二天晚上，是个周末，有人在家做咖啡，闻着好香，实在没忍住喝了半杯。完蛋哦！一直到凌晨三点多，我整个人都像打了鸡血一样没法闭眼。但是那种灵魂飘走的僵尸感，就是身体好疲倦，但脑子太兴奋的脱离感，简直让人疯掉啊！

总结：不是说咖啡因一无是处，不是让你不要喝咖啡，而是，第一，不要喝太多咖啡，以每天1～2杯为宜，对咖啡因敏感的人就更要注意，少喝并避免晚上喝；第二，咖啡豆品种不同、烘焙程度不同，也会影响咖啡因含量，对咖啡因敏感的人要注意这一点。

2. 酒精。

关于酒精，我觉得很有意思的是，批评酒精有多不好的文章比比皆是，但是一遇到红酒，媒体的态度立刻转变，突然全讲其好处了。

酒精会扰乱内分泌系统吗？会打乱激素分泌吗？是的，它会。过度饮酒会造成下丘脑－垂体－甲状腺轴失调，T3和T4水平下降，甲释素TSH和甲促素TRH反应迟钝。但是同时我们也应该看到适度饮酒对身体的帮助。关于这部分，尤其被夸大的就是红酒。红酒之所以被宣扬有益于健康，源于其在酒精成分之外含有的白藜芦醇带来的效应。虽然那么好，但红酒也是酒，喝过了头，白藜芦醇就不管用了，起作用的只剩下里面的酒精。

总结：酒不能多喝。觉得心安且可起到健康作用的量差不多是每天1～2杯。烈酒按小酒杯计算，红酒按一杯120毫升计算，啤酒按一杯300 ～ 350毫升计算。每天喝一点好过一次喝到醉。原因也很简单，每天喝一点，作用是"正正"叠加的，一次喝到醉，基本是"负"作用爆表。"负负"也不会得"正"。

3. 糖。

讲酒精的时候，我没讲鸡尾酒。为什么？因为鸡尾酒里最麻烦的是里面的糖，而不是别的。所以准确地说，鸡尾酒要算在糖这部分里。

最简单也是最直接的，纯糖影响血糖。表面上看好像只是影响体重，其实不然。因为要将糖分转化为能量，胰腺需分泌出胰岛素去指引细胞吸收血液中的这些糖分作为养分才可以。而胰岛素分泌又牵动着很多其他激素，比如GLP1、胰淀素、肾上腺素、皮质醇、成长激素，等等。

再举例。当摄入许多糖分后，胰岛素峰值出现，这会导致性激素结合球蛋白（SHBG）水平降低。SHBG是做什么的呢？它在血液中去"抓"那些过量的雌激素和睾酮。所以当它水平低的时候，这些激素水平也就刹不住车了。刹不住车之后呢？就会出现雌激素与黄体酮（保持平静和快乐的激素）的比例太高，而烦躁、焦虑、失眠之类的问题就会接踵而至。当女性到更年期时，症状会变得更加强烈，还会出现潮热和盗汗。

总结：说这些不是为了让你闻糖色变，而是让你可以找到根源并着手调整。首先要控制的还是纯糖类的摄入，其中排在最前面的自然是糖浆、白糖和红糖，如果蜂蜜摄入的量太大，也得考量。而这些糖又无处不在，比如甜味酸奶、甜味咖啡、奶茶、软饮和各种甜品、糖水。其次要控制精制淀粉类的摄入，这其中又以麸质类为首，主要是因为麸质也会引起某种程度上的代谢困扰。

最后一句话，有这方面困扰的人，就看看文章留心一下；没有此困扰的，开心就好，不必过扰。

初步了解神经性贪食症

这个话题放在心里挥之不去，我决定还是写出来。

会写出来，和自己的经历有关，也和自己的职业有关。当我进入 Wellness Coaching（整体健康教练）这个行业后，我突然发现自己柔软了很多，我心中那些曾经被营养和健康科学知识框得死死的边界，开始慢慢淡化。相较于说"这样吃、这样做不对"，我更愿意去了解背后的"为什么"，我相信了解为什么之后才能更好地帮到大家。

谈神经性贪食症，源于一个女孩在微信里找到我。

"老师，你了解暴食症吗？"

其实我自己有轻微的暴食症倾向。在轻断食后，或是在控制饮食过程中的某些时候，我会放肆地吃一些我觉得高热量的食物。虽然大部分时间我可以控制自己，但对比暴食症的症状，我知道自己有一点。

"就是那种想吃的欲望，一种控制被放松后突然失控的欲望。明明肚子好饱，但是嘴巴停不下来，大脑一直告诉我再吃一点，再吃一点，好像着了魔一样。"

"可是吃完了，第二天一上秤就很后悔，于是又开始控制。"

你有过这种感觉吗？吃得停不下来再接着禁食这种模式，就叫暴食症（具体诊断与进食量和进食频率有关）。

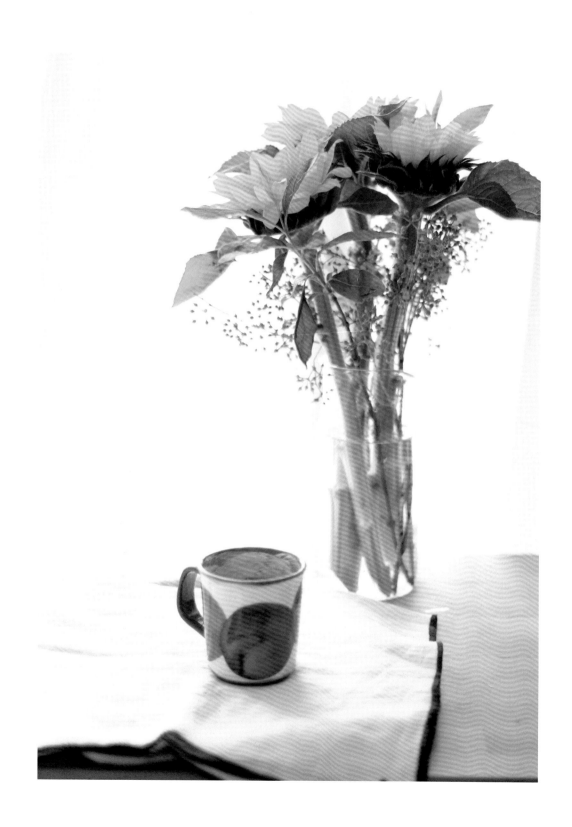

食物与情绪　　81

在吃了那么那么多之后，心理恐慌，想尽办法再把吃进去的东西处理掉的，就是神经性贪食症。女孩的症状属于后者。

我们看看神经性贪食症具体是怎样定义的？在极短时间内摄取巨量食物，而净空行为则是尽其所能消除所吃下的食物，例如通过呕吐或服用泻药来达成，也可能通过使用利尿剂、兴奋剂，或持续禁食、过度运动来努力减重。一个月内有超过三次此类行为即被框定为神经性贪食症。此类进食障碍一般发生在年轻女性人群中，她们通常对于身形和体重很在意，对自我形象有过于严苛的评判。它不仅仅与食物有关。

这几天，我不时地想象那场景，觉得眼酸。呕吐或是服用泻药都是极为不舒服的事情，何况是因为恐惧而主动选择去做。

通常，神经性贪食症者在之前都有过节食的经历，由于不恰当的节食带来的压力，进而又暴食。吃完后，他们心里非常不安和焦虑，再去用极端的办法消除食物。但是由于那种不安，吐完了还觉得没吐完，总感觉有东西在胃里，于是再开始节食甚至禁食。

我在豆瓣上看到过一篇与此话题相关的帖子。帖子下面女孩子们的留言，让人觉得很心酸。有些人有这种情况已经好几年了；有些人去看了医生，吃了抗抑郁药但还是非常不舒服，于是再没去看过医生，也不知道可以找谁，很无助；还有很多人并不愿意因此去看医生，她们害怕。

通常在宣传健康饮食的时候，我们难免会用到一些"健康食物"的图片。久而久之，我们给"健康"下了一个可视的定义。而在健康饮食的话题里，通常也都难免提到"垃圾食物"有多糟糕，潜台词是"你不应该吃这些垃圾食物"。这些带有"健康"标签的话题冲击到的群体中，就有暴食症／神经性贪食症／厌食症者。

对于这种情况，是否需要立即去就医要看个人状况。我不完全赞成使用药物来治疗，尤其是在刚开始的时候。患者更多的是需要心理疏导，比如对自己有正确的认知，同时配合养成健康的饮食习惯。

如果你也有类似的情况，你可以先试着：

1. 帮助自己把正常的三餐饮食习惯建立起来。

比如用笔记录今天都吃了什么，有助于梳理恐慌情绪。同时不要轻易地长时间禁食，避免出现非常饥饿的状况。

2. 在焦虑且很想吃东西的时候，尽量做些事情来转移注意力。

选你最喜欢的事，比如你喜欢听音乐，就可以尝试通过音乐来舒缓情绪。

3. 将情况告诉一个你可以信任的人。

很多进食障碍者常常一个人躲起来进食，或是坐在角落里进食而避免被关注。跨过障碍和进入调整期都会是一个人很难坚持的事和阶段，朋友和家人的支持显得尤为重要，他们可以帮助你更轻松地度过焦虑的暴食期。

4. 尝试与自己对话。

问问自己，我为什么节食，我是否真的需要这样做，我对这个结果满意吗？

5. 如果暴食和净空行为自己难以控制，试着寻求心理医生或是生活教练、健康导师的帮助。

除此之外，有一句话也要送给正在节食或减肥的女孩子们。友人将这句话留言给我，我觉得很受启发，也相当认同："没有垃圾的食物，只有垃圾的吃法。"

希望你有一个健康的身体和快乐的心情，享受人生。

与好多年前相比，这两年人们对营养和健康饮食的关注点有所变化。

以前我们不太会把营养与身体机能时时刻刻绑在一起讲，但是现在我们越来越多地看到这些词在一起出现。所以，是时候了解一下了。

先了解一下消化系统。简单来说，食物不是被我们吃进肚子里就可以变成营养供身体使用的，它必须经过消化和吸收的过程。食物必须通过体内的主要消化器官，口腔、食道、胃、小肠、大肠，以及牙齿、唾液腺等一起协同合作，才能最终变成营养供给身体机能运作。

为什么我们现在会强调这部分？是因为经过这么多年的营养研究，我们发现光是强调食物含有多少养分，鼓励去多摄取，仅仅是整个过程中的一部分；还需要身体机能的能力保持得够好，才能将那些吃进的食物有效率地变成养分。如果这个效率太低，有时候食物反而会影响身体机能的运作，起到反作用。

有阵子常常遇到客人问我："陈老师，我应该补充什么样的营养素？我应该吃什么保健品？"我一般都会回答，第一步，我们需要尽力去调理自己的身体状态。试想一下，

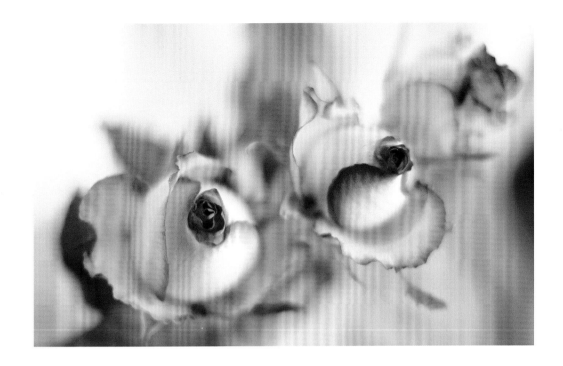

你的身体像一个年久失修的蓄水池，一直都在滴滴答答地漏水，还有未清除干净的水垢，那不管我们用它来盛多么干净、多么有营养的水，也得不到想要的效果。这就是为什么在关注摄取食物营养的同时，也必须关注身体机能，要把机能调整好的原因。

食物的消化分物理性和化学性两种。物理性消化指如咀嚼、肠道蠕动这样的物理性行为；化学性消化主要是指食物被摄入后，由大分子物质，在各处消化的作用下分解为小分子物质，例如唾液淀粉酶将多醣变双醣，淀粉在此处分解成麦芽糖，胃蛋白酶将蛋白质分解为氨基酸，胰脂肪酶分解甘油三酯成脂肪酸和单甘油酯，等等。

胃、小肠和大肠都同时具有物理性和化学性的消化功能。此外，还有吸收功能。胃壁吸收掉少量水分、电解质和酒精；小肠吸收掉大多数水分，以及绝大部分通过酶消化作用分解后的小分子物质，如单醣、氨基酸和脂肪酸；大肠则吸收掉剩余的少量水分和电解质，以及维生素。

一般来说，食物被吃下去以后，经过胃达到小肠，需要6～8小时的时间，具体因人而异。

在此处延展一下，提一个"肠胃力"的概念。其实，它可以被简单地理解成消化力。

你的肠胃力如何呢？可以用以下9道题简单自测下：

1. 你有胀气现象吗？

2. 你有胃痛吗？

3. 你是否常有吃完顶住的感觉？

4. 你是否便秘？

5. 你是否腹泻？

6. 你是否有腹部疼痛现象？

7. 你是否吃完饭会放屁？

8. 你是否吃完饭会打嗝？

9. 你是否会觉得恶心？

这些都是关于肠胃力的问题，有些问题在胃部，有些问题在肠道。

有很多原因都可能造成其中某一种情况出现，所以我们这里不讲要如何注意以防止问题发生。更多的时候应该是你自己留心观察，比如在吃什么的时候出现哪种不适，或是前一天吃了什么所以第二天感觉不适，这样几次之后你就知道身体对哪些食物有不一样的反应，专业人士也才能因此而更好地帮助你。

我曾经有一位客人，患一种叫SIBO的症候群，肠道内菌群过多。医生给予其杀菌治疗。但是我们都知道，所谓症候群，是没有办法通过一次用药就治愈的，它并不是一种真正的疾病。而这位客人就有以上第1、3、4、6、7项的问题。我给这位症候群患者的饮食建议是，避开所有发酵类食物和短链碳水化合物，包括奶制品、谷物和一些特定的水果和蔬菜，而偏偏这些都是一直吃得很健康的她爱吃的……

所以自测一下，如果你有多项问题，可以考虑向专业人士或是医疗人员获取帮助。

轻断食

"轻断"

轻断食不仅仅是

我在《低卡料理家》中就提到过轻断食。我做轻断食这件事其实已经有6年多了。一开始我也仅仅是把它当成一种瘦身工具来使用的。减肥瘦身是人类能为之终生奋斗的事业，我也不能免俗。

在为数不多但是具有持续性的轻断食体验中，我慢慢意识到身体与食物有着特别的连接，也因此发现其实身体有很多方面受到饮食的影响。换言之，我从轻断食中受益。

先摆点证据看看好了。

在《轻断食：正在横扫全球的瘦身革命》（*The Fast Diet*，以下简称《轻断食》）中，作者也提道，"研究显示，断食可以改善情绪、保护大脑、避免记忆力下降及认知能力变差。"（Research showing how fasting can improve mood and protect the brain from dementia and cognitive decline.）

"在马克（美国国家卫生研究院老化研究所的神经科学实验室主任）的断食老鼠身上，显示出其脑部的一个重大变化是一种成为BDNF大脑衍生神经滋养因子的蛋白质产量提高。研究证实，BDNF可刺激干细胞变成海马体中的新神经细胞。前文提过，海马体是维持正常学习及记忆的关键大脑区域。"（One of the key changes that occurs in the brains of Mark (Chief of the Laboratory of Neurosciences at the National Institute on Aging)'s fasting mice is increased production of a protein called brain-derived neurotrophic factor. BDNF has been shown to stimulate stem cells to turn into new nerve cells in the hippocampus. As I mentioned earlier, this is a part of the brain that is essential for normal learning and memory.）

"有许多长达数年的研究资料显示，BDNF水平的提高有类似抗抑郁药物的效果，至少对于啮齿类动物是如此。"（There have been a number of studies going back many years that suggest rising levels of BDNF have an antidepressant effect; at least they do in rodents.）

为了获得更多证明，我又去查了其他一些资料。

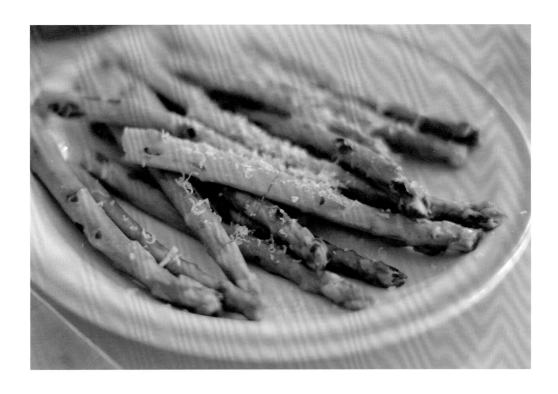

早在2010年就有研究显示，"空腹引起的神经性内分泌激活运动，以及轻度的细胞应激反应，包括神经生长因子的产量增加都使得在此期间情绪得到舒缓。"（Fasting-induced neuroendocrine activation and mild cellular stress response with increased production of neurotrophic factors may also contribute to the mood enhancement of fasting.）

此外，还有对于胰岛素敏感度的提升。"胰岛素能控制血糖，它从血液中汲取血糖，转化为稳定的糖原，储放在肝脏或肌肉中，视需求而释出使用。但很少有人知道胰岛素也能控制脂肪。它抑制脂肪分解，此作用可用来分解囤积的体脂肪。"（Insulin is a sugar controller; it aids the extraction of glucose from blood and then stores it in places like your liver or muscles in a stable form called glycogen, to be used when and if it is needed. What is less commonly known is that insulin is also a fat controller. It inhibits something called lipolysis, the breakdown of stored body fat.）

《轻断食》中提到的2005年的研究，我也去看了。"在这些研究中，根据稳态模型评估，每隔一天的禁食法增加胰岛素敏感度约7倍，且降低糖尿病发病率。"（These

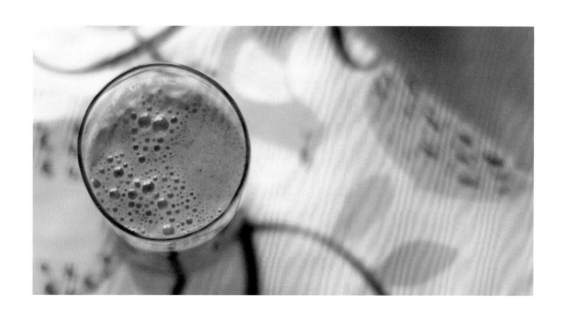

studies, fasting every second day increased the insulin sensitivity approximately sevenfold according to the homeostatic model assessment and decreased the incidence of diabetes.）

"间歇性禁食提高全身范围内及脂肪组织中胰岛素敏感度的发现也同时证明了，时饱时饥的古老饮食法对于引发节俭基因和改善代谢功能有重要作用。"（The findings that intermittent fasting increases insulin sensitivity on the whole body level as well as in adipose tissue support the view that cycles of feast and famine are important as an initiator of thrifty genes leading to improvements in metabolic function.）

查看了一堆资料，眼已花。

其实还有一些是我自己觉得很有意思的体感。昨天和做心理学的朋友聊天正好讲到。

比如，我觉得做完轻断食后整个舌头的敏感度提高了好几倍。我还记得在做完10天排毒餐后去自己一直非常喜欢的甜品店点了一块蛋糕，一口下去就被添加剂的味道冲击到了！无法形容的感觉我至今难忘……

我觉得轻断食期间，脑子转得会慢一点，但慢慢地看世界很有趣，哈哈哈，心态也变得好了。

参考资料来自：

1. Andreas Michalsen. Prolonged Fasting as a Method of Mood Enhancement in Chronic Pain Syndromes: A Review of Clinical Evidence and Mechanisms. Current Pain and Headache Reports April 2010, Volume 14, Issue 2, 80-87
2. Nils Halberg, Morten Henriksen, Nathalie Söderhamn. Effect of intermittent fasting and refeeding on insulin action in healthy men. Journal of Applied Physiology Published 1 December 2005 Vol. 99 no. 6, 2128-2136

5 : 2 轻断食

Mosley医生继《轻断食》之后又出了第二本关于轻断食的书，于是我又买来看。

老实说，从第二本书中并没有找出太多新的观点，感觉好像是把第一本重新印了一遍。只是在一开始提到（与前一本不同），Mosley医生自己把5：2轻断食变成了6：1。还有，新书里做了很多Q&A，关于如何进行5：2轻断食，Mosley医生给出一些建议。

先来解释一下5：2轻断食（间歇性断食）。5：2轻断食的饮食方法是5天正常饮食，2天轻断食。在这两天里每天的整体摄入热量控制在500千卡（女性）/600千卡（男性）。

前篇也提到过，Mosley医生认为轻断食对于身体的帮助远远不止于减重（偷偷插一句，这点我也是这样认为的）。不过目前看起来，大部分读者的关注点和受益点还是停留在减重这件事上。当然啦，这也是非常好的。

也有一些读者在身体健康的其他方面有所改善。比如44岁的读者DB提到除减重之外，她通过检查发现肺部功能得到显著改善，但饮食法一停状况就回去了（Page 54）；又比如读者B和读者Tracy都提到，她们的湿疹／皮肤炎都得到显著改善（Page 55，56）。

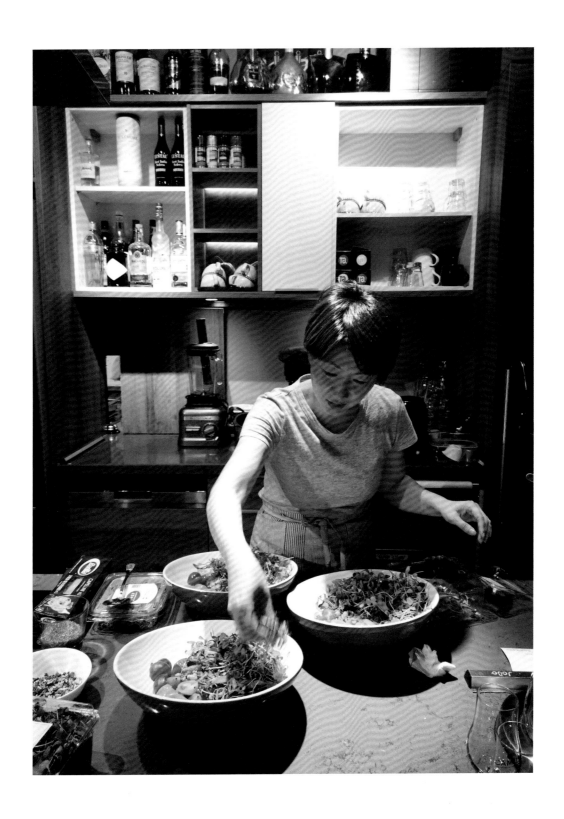

目前正当红的这套饮食法，据Mosley医生在书中说，也得到了很多好莱坞明星的青睐，比如巧克力皇后碧昂斯就很喜欢。但其实也不是每个人都买账啦。我去查了下评论。

在Dietsinreview.com上，有人提到轻断食对于他／她并不管用；有人觉得Mosley不像个医生，更像个记者，可信度不高；还有人觉得这个方法根本不健康；等等。

觉得最有趣的是US News的rating。US News有一个专门关于各类饮食法（Diets）的页面，其中会根据专家建议对饮食法做评分、排名。轻断食（Fast diet）得了2.5分，在各类推荐饮食法中排名32，也就是说专家们基本不会推荐。其中一位专家认为，5∶2轻断食弱化了常规饮食的物理重要性，甚至一位专家认为它只不过是一个换了个花哨名字的控制热量摄入的饮食方法而已。

看完以上评论和评分以后，我不厚道地笑了。

倒不是说就全盘赞同本书作者，事实上我也觉得这本书花头太多，有些地方也讲得不清楚，能感觉到作者自己也在做思想斗争，所以观点清晰度欠佳。但是直接说此饮食法"既没有支持到减重，也没有支持到生活习惯的改变"，是不是有点偏颇？明明也有那么多减掉体重的成功案例啊。书中还有提到在坚持轻断食一段时间后会发现暴饮暴食的欲望降低了，这也是变相地为使用者塑造好的饮食习惯，只是作者没有在这本书里做详细讲解并把它结集成册而已。

关于对5∶2轻断食营养的质疑，我不能笑，因为我自己也是从这样的观点走过来的。作为附属在西方医学下的传统西式营养学培养出来的人，我离开学校的时候秉持的都是这样的观点："每天要均匀地、充分地摄取各种养分，否则身体就会出问题。"现在，我早已不这样想了。况且世界时刻在变化，科学观点更是。

我现在的理解就一句话：先有身体，后有科学。

也有很多人说Mosley书写得太烂，但是他在BBC做的纪录片却很值得看。

前面讲了各种轻断食对于身体健康以及其他方面的好处，这篇讲执行体验。

Mosley医生，5∶2轻断食发明人的轻断食体验大概都在他的书里与读者分享了。他先做了4天全断食，又去采访了做"隔日断食"项目的学者，然后结合自己的状况决定一周断食2天，这2天每天摄入热量600千卡。在尝试过一天一餐、一次性摄入所有热量之后，他觉得很难坚持。因为他不吃早餐会饥肠辘辘，且暴躁易怒。所以他决定分成2餐吃，一份早餐加上一份晚餐，总共热量不超过600千卡。

而《轻断食》的合著作者Spencer则采用了略微不同的方法，因为她发现这样对她更有效。早餐过后、晚餐之前她还会吃些零食：一个苹果、几根胡萝卜条，主要是因为她觉得早餐和晚餐之间全面禁食时间太漫长了，很无聊，很难受。

而我则是从"喝5天"开始的。人生第一次做轻断食，我想来想去决定全用喝的。因为根据以往多年对热量的计算，我知道所有以水为基底的食物热量都不算高，只要控制好就没问题。于是我设计了5天喝喝喝的方案，中间会有一顿水果，因为一天不嚼东西实在太难受。

第二次轻断食属于做项目，选用的是我并不喜欢的全果汁断食。真的不喜欢，太甜了。

从那之后，结合坚持了大半年的"晨起三杯水"饮食习惯的心得，我开始时常做1～2天的蔬果汁轻断。我并没有太刻意地去计算时间周期，也不计算热量。如果我没办法喝蔬果汁，那就吃1～2天的水果。个人觉得对于经常出门在外的人来说，这是最容易做到的。

紧接着我做了大半年的1200千卡饮食餐，就是每餐按照400千卡热量来吃，每日3餐。这个方法当时一是用来做实验，二是用来维护身体。上一本书《低卡料理家》的食谱基理大多从那个时候得来。但是我发现不是非常好操作，尤其如果你不懂如何计算卡路里的话，你就不知道自己要吃什么，而且每天这样吃很容易觉得身心疲惫……

用《低卡料理家》中的方子来做做5：2轻断食，倒是个不错的主意。或者使用这本书里介绍的任何低于600千卡的食谱也非常好。

在这里可以跟大家分享一下我当年记录的400千卡定食日记，有兴趣的同学也可以试试。但是时间不宜过长，1个月足够了。

总的来说，就像《轻断食》里讲的，"哪种做法比较好？目前，间歇式断食的科学研究仍在起步阶段，因此我们不知道答案。"（Which approach is better? At this point, given that the science of intermittent fasting is still in its infancy, we don't know.）

我个人经验是，少量多餐是最容易实施的，否则这么长时间不进食，情绪上会觉得烦躁，进而难以坚持。当你觉得这些都不难之后，再来尝试一天2顿或1顿轻食。

《轻断食》中提到的另一个观点我十分认同。"不断食的日子，就别有断食的念头了。轻断食不是你的主人，也不能定义你是怎样的人。不用随时随地都说'不行，我在减肥，我不能吃。'轻断食的人仍然可以从食物中得到满足，他们的生活仍然精彩，没有小题大做，没有拼命节食，没有自我鞭笞。"（When you're not fasting, ignore fasting-it doesn't define you. You're not even doing it most of the time. No saying 'no' all the time. They still get rewards from food. They still get a life. There is no drama, no desperate dieting, no self-flagellation.）

此外，"你的身体不是我的身体，我的身体也不是你的身体。因此，依据你的需求、日常作息、家庭、决心、喜好，来打造你的轻断食计划，才会真正有效果。每个人的生活都是独一无二的，没有哪一份减肥计划能够适用于所有的人。所以，本书没有绝对的命令，只有建议。"（Your body is not my body. Mine is not yours. So it's worth carving out your plan according to your needs, the shape of your day, your family, your commitments, your preferences. None of us live cookie-cutter lives, and no single diet plan fits all. That's why there are no absolute commandments here, just suggestions.）

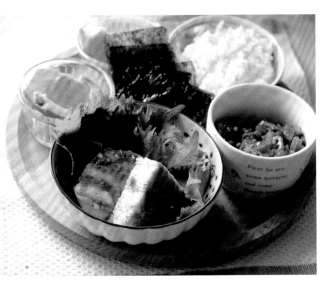

味增鳕鱼饭套餐

1. 不粘煎锅不刷油，直接放入80克鳕鱼煎，1/2茶匙酱油加1/4茶匙味噌调匀，刷在鳕鱼上。
2. 锅中加2/3茶匙色拉油，放入番茄、秋葵、紫苏（共计100克）炒匀，加1/4茶匙盐调味。
3. 取米饭120克，牛油果肉70克。可以用一张韩式包饭海苔，把炒菜、牛油果、鳕鱼和米饭包着吃。
4. 苹果1/4个，切瓣，配食。

三文鱼箱寿司套餐

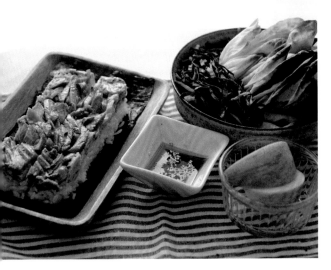

1. 取一张海苔，逐层铺上120克米饭、70克牛油果肉、40克味噌三文鱼，压紧。
2. 将1/2茶匙芝麻油、2克韩式豆酱、1/2茶匙酱油调匀，取50克生菜、20克紫甘蓝蘸食。
3. 苹果50克，切瓣，配食。

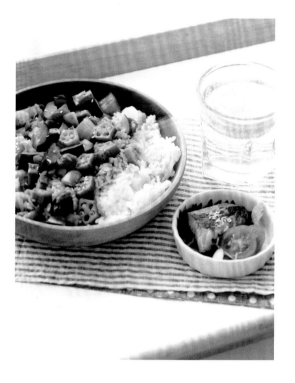

咖喱炖菜佐三文鱼套餐

1. 将印度咖喱粉用1.5茶匙色拉油炒香，放入蔬菜（茄子、秋葵、小红萝卜、小番茄共计100克，及卷心菜100克）翻炒至软，加1茶匙酱油，倒入150毫升水略煮，最后放10克日式咖喱块。配米饭120克。
2. 三文鱼无油煎香，撒1克芝麻。

迷你牛排三明治套餐

1. 取迷你法棍30克，纵向对半切开，抹1克第戎黄芥末、1克大籽芥末。
2. 先将厚牛西冷/菲力牛排撒盐、黑胡椒粉腌渍一会儿，然后入锅煎好后取60克切片码在法棍剖面上。
3. 将50克法式冷冻牛肝菌用1茶匙橄榄油加2克黄油炒香，调入少许盐。
4. 70克黄瓜切片铺底，上面放上炒好的牛肝菌。
5. 取80克小番茄对半切开，撒少许盐，淋1/2茶匙橄榄油。

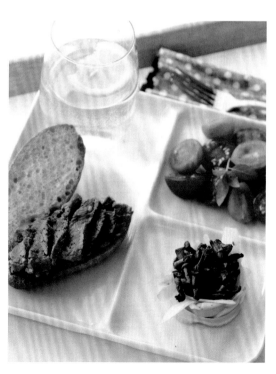

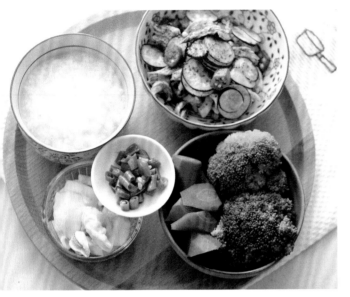

辣拌鸡肉套餐

1. 鸡胸肉100克，照我之前介绍的方法煮好撕开，和40克红萝卜、20克秋葵一起拌，用2茶匙酱油、2茶匙芝麻油调味，撒少许辣椒粉。

2. 取西蓝花90克、胡萝卜60克，将西蓝花、胡萝卜用盐水烫熟。

3. 主食是35克大米熬的粥。

4. 日式渍卷心菜60克，酸豆角10克，配食。

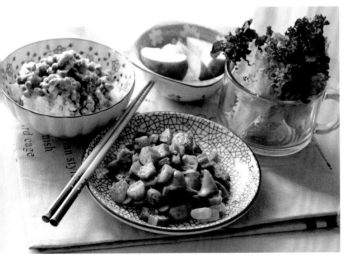

纳豆饭与秋葵炒香肠套餐

1. 1盒纳豆配米饭100克。

2. 蒜取1瓣，切片，将60克秋葵、2根小香肠（40克）用1茶匙色拉油炒香，再用2茶匙酱油、1克绿芥末、1/4茶匙盐调味。

3. 生菜25克，苹果100克，洗净配食。

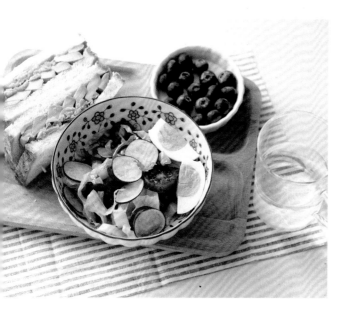

牛油果鲑鱼三明治套餐

1. 白吐司两片（70克），与30克盐烤三文鱼、70克牛油果肉（事先挤点柠檬汁、撒少许胡椒盐腌渍）做成三明治。

2. 将小红萝卜、小番茄（共计70克）与罗马生菜30克一起切好，再加半个鸡蛋（早上剩下的），淋上酱汁（由1茶匙橄榄油、1/2茶匙红酒醋、1/2茶匙柠檬汁和少许胡椒盐混调而成）。蓝莓15粒，配食。

脆饼佐牛油果鸡肉套餐

1. 墨西哥卷饼1张，用不粘煎锅小火烤到略脆。

2. 不粘煎锅刷油，取鸡肉60克，用小火煎熟，撕成小条。

3. 牛油果肉50克，捣成泥，加1茶匙柠檬汁和适量盐、胡椒粉拌匀。

4. 无糖自制酸奶20克，调入1/2茶匙酱油和适量盐、胡椒粉，拌匀，准备沙拉菜50克，加上小番茄、黄瓜（共计50克），淋入酸奶调味汁，搅拌。

5. 调味汁配食鸡肉也可以。

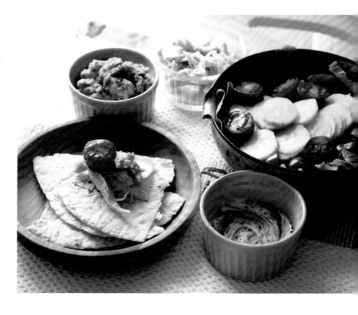

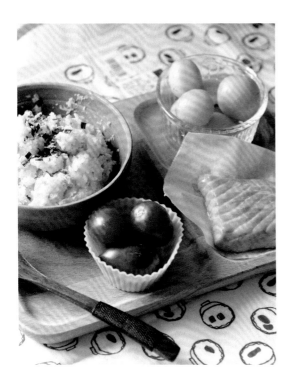

青豆豆渣饭和煎三文鱼块套餐

1. 青豆渣40克（我偷懒了，热量按照100克青毛豆算的），拌在米饭（120克）里。因为青豆渣是煮熟了的青豆榨汁剩下的，所以可以直接拌在饭里吃。豆渣饭里如果撒一点点配饭海苔松，会出乎意料地好吃。
2. 取鲑鱼60克，用小焗炉200℃烤6分钟。
3. 小番茄100克、杏子100克，配食。

西芹炒藕和香菇蒸蛋套餐

1. 准备西芹75克、藕75克、油2茶匙、盐适量和蒜瓣1个，做一个简单的西芹炒藕。原则上不会加入什么香辛料，怕过分刺激味蕾，也会刺激食欲。
2. 干香菇1枚，泡发，干贝2克，泡发，1个鸡蛋打散，加约与蛋液等量的水，再加1茶匙酱油和适量盐，入蒸锅蒸。
3. 米饭120克，海苔2片，柚子青瓜汁1杯，配食。

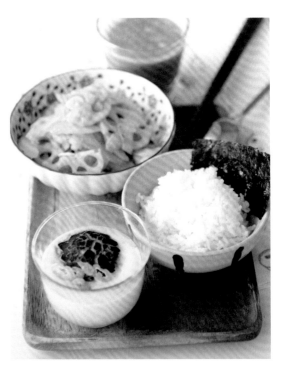

5

Chapter
脂　肪

如果节食也不能
减肥呢

有一本书我之前一直没有看，不久前拾起来看了，就是Gary Taubes的 *Why We Get Fat*（《我们为什么会发胖？》）。

因为我觉得自己在健康饮食上的表现"跌宕起伏"，好像吃了又没胖，没吃又肿了，等等。我觉得是时候了解新观点了，于是去翻了这本书。

Gary不愧为科学型作者，书中的科学论据和实验案例举证多到令人头晕。他的观点虽然我不是全部都赞同，但其论证也算坚实。说实话，今天能看到有如此大量论据支持的书不容易，所以要珍惜。

书中有几个颇具颠覆性的观点，其中之一就是，节食减肥真的有好处吗？

20世纪90年代初，美国国家卫生研究院做了一个跟踪8年的研究，来观察低脂肪低热量饮食是否可以预防心脏病或者癌症。8年后，这些被跟踪研究的20 000名女性每人平均减轻了1公斤。

Gary举证此事件是为了说明，"如果体重的确是由摄入热量与消耗热量之间的差额决

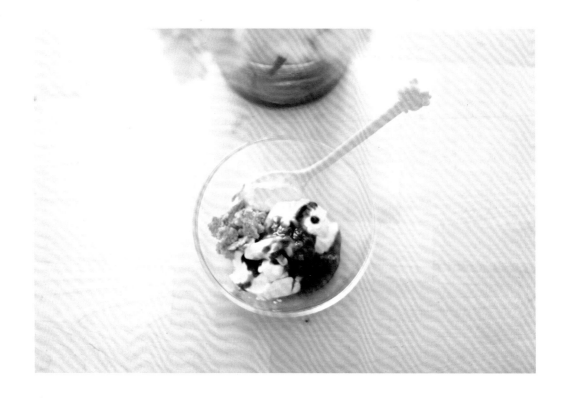

定的，那么这些女性的减肥效果应该十分明显。如果真的每天少摄入360千卡，那么在开始的三周内她们就应该减轻了至少1公斤（相当于7 000千卡），第一年内就应该减轻至少16公斤。"但事实上并没有。

那么要怎样定论呢？要么是这些女性在做调查时撒了谎（几万名女性同时撒谎的可能性不大），要么是多年的热量控制尽管减少了她们的总热量摄入，但可惜并不能达到研究人员所期望的减肥效果。忘了说，这些女性在接受调查之初都有些超重。

塔夫茨（Tufts）大学2007年发表了针对自1980年以来医学杂志上刊登的所有饮食实验的分析评估，最终得出的结论是：为肥胖和体重超标患者开具的低热量饮食处方，最好的结果只是"短暂的"，即体重临时性地适度减轻。但是1年后，减轻的大部分体重会再次反弹。

Gary 说，无疑，通过此类方法真正减肥成功又不反弹的人寥寥无几。但这个现实并不能阻止权威专家推荐这一方法，导致接受此类推荐的人陷入了一种被心理学家称为的"认知失调"状态中，即尝试保持两种水火不容的"信仰"而造成紧张感。

1998 年，减肥领域中三位著名的权威人物 George Bray、Claude Bouchard 和 W.P.T.James 共同编写了 *Handbook of Obesity*（《肥胖手册》），他们仍然认为"减少热量摄入是成功减轻体重的基础"，但同时也说"这种减少热量摄入和限制饮食的方法，效果欠佳且不长久"。

来自哈佛医学院的 George Blackburn 和 Bruce Bistrian 在 20 世纪 70 年代初采用了只有瘦肉、鱼、家禽组成的每日 600 千卡饮食法来帮助患者减肥，他们医治了数千名患者，其中一半的患者体重减轻了 18 公斤甚至更多。（不知道这是否是高蛋白质饮食法的源头。）但是后来他们也放弃了。因为在肥胖患者体重减轻后，他们不知道下一步要做什么。不能指望患者一直每天只摄入热量 600 千卡，而一旦恢复正常饮食，患者的体重就会反弹。

Gary 这样写，"在质疑'饮食过度导致肥胖'的所有原因中，最明显的事实一直是，少吃并不能治疗肥胖"。

首先有一点是很明确的，Gary 不赞同禁食和长期节食。Gary 提道，"极低热量的饮食被称为'禁食'，因为基本不允许任何进食。很难想象有人可以禁食超过几周，可能最多也就持续一两个月。可以肯定的是，一旦我们的多余脂肪减少了，我们就不可能再禁食了。"

我从来没有过那么久不吃饭，断食最长也就 7 天。由于本人没有很久的禁食经历，所以不能对 Gary 的这个禁食结论发表任何意见。

在我的个人经验中，曾有过大约半年热量摄入维持在 1200 千卡 / 天的经历。这在我的上一本书中有过提及。这段节食经历对我还是有帮助的，确实有瘦下来，而且最重要

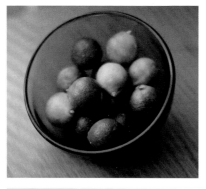
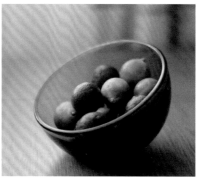
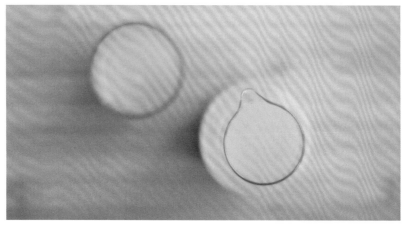

的是代谢也确实有调整一部分回来。但我分析，可能是我在自己身上做实验持续的时间太长了，所以后期代谢又掉下去了，导致体重再无法下降，而且会觉得没有力气。

事实上，令人惊喜的再一次掉重出现在我加入白米饭之后。身体得到白米饭供能的感觉至今让我记忆犹新，就像突然换了新电池一样。因为这种真切的体感认知经历使我对营养师Haylie提出的"碳水化合物充电说"表示赞同。这在我后来为客人做健康饮食规划时也有用到，并且证明是有效的。

说实话，在瘦下来之后我也不知道要继续做什么，所以在那之后一直到现在，我没有固定的饮食模式，时而这样吃，时而那样吃。体重有反弹，但是代谢功能有恢复，不再像刚开始时那样糟糕。所以对于Gary所说的"节食减肥成功又不反弹的人寥寥无几"这一结论，尤其从仅仅是BMI偏高的人群来看，我基本认同。但因为BMI本来就是个参考值，一刀切地去对待不现实，体重反弹一些并不是一个需要去争论的问题。只要不是短时间内的极速反弹，我认为都是合理的。根据经验，我将这个合理的范围确定在3 ~ 5kg。所以换个角度看，也许Gary有点小题大做。

Gary在书的第一章中有提到一个很有趣的现象。约翰斯·霍普金斯（Johns Hopkins）大学人类营养学中心主任Benjamin Caballero在发表的文章中，描述了他在巴西圣保罗贫民区一家诊所内的见闻。"候诊室中到处都是带着幼童的母亲。这些幼童大多发育不良，有着慢性营养不足的典型症状。但是许多怀抱营养不良幼童的母亲却身体肥胖。"Gary说，如果我们将两个现象分开看，母亲体重超标因为吃得太多，幼童发育不良因为得不到足够的食物。那么，你会得出一个奇怪的结论：妈妈情愿自己多吃也要让孩子挨饿。这显然非常荒谬。Gary的举例是想要反证他的结论，即"不是多吃引起了肥胖"。

我认真地思考了一下这个逻辑关系，觉得十分有趣，而后表示认同。在体重控制方面，一定存在着比单纯的热量平衡理论更确凿的解释。

我始终认为，掉重只是一个开始。如果你因为体重过重而无法去做任何与健康相关的生活方式的改变，那么掉重之后至少你可以去开始做了。

但这个前后关系里确实有两个弱点。

首先，对于一个肥胖者，如何开启掉重模式？这就像在问"我为什么会发胖，怎么才能不胖"一样。由于没有最直接的原因溯源，很多时候开启掉重模式只能根据推测和随访来一步步进行。如果掉重掉得很慢，会很快使人失去动力和信心。

其次，弱点来自对于"肥胖"和"瘦"，以及"健康"的定义。换句话说，每个人心目中对这些的定义都略有不同。如果你是个BMI根本不高的人，以上描述统统不适用于你。你是否注意到，各种举例都是针对肥胖患者的？

退一步说，我一直在强调，如果你重，并且因为重/肿而影响到了健康状况，进行饮食调整和运动都是应该的。但是过了这个阶段后，你很快就会发现自己站在岔路口。就像前面举例中的那些患者一样，体重减轻了之后要吃什么来维持生活？怎么得到或保持你想要的那种"瘦"？你想保持健康，和你想保持"又瘦又美"，这两种观点会将你置于完全不同的两条路上。

其实Gary的这本书在美国是2011年出版的，到现在的9年间，我认为健康饮食界已经在自主地往前走了，而营养界倒不一定。看看现在理论丛生的状态就知道，这正是一个理论体系执行不下去的结果。

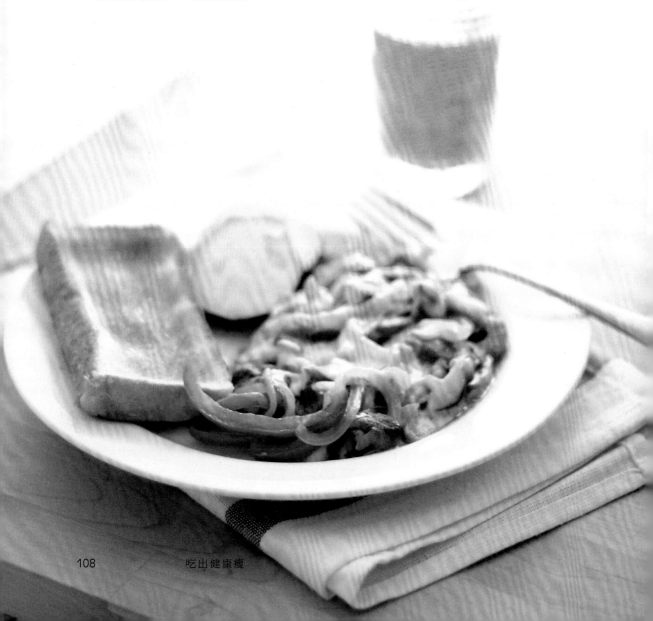

脂肪

脂肪综述

我们在日常生活中摄入的脂肪通常分为饱和脂肪和不饱和脂肪。通过形态大致就可以区分出来：饱和脂肪来源如黄油、猪油、牛油、椰子油等，在室温下都呈固态；而不饱和脂肪来源，比如橄榄油、色拉油、核桃油、牛油果油，等等，则通常呈液态。

不管脂肪的形态是怎样的，它们的热量都是每克9千卡，这也是所有营养素里单位热量最高的一个。

因此，如果你操作的食谱中都写着"锅中放入适量油"，那就真的很难操作了。这也是为什么你在本章菜谱里会看到"高脂肪"和"低脂肪"两部分，我们将油的用量计算清楚，就可以做出对身体行之有效的健康餐食。

根据推荐，每日的脂肪摄入量最好控制在总热量摄入的20%～35%。也就是说，如果每人每天总热量摄入2 000千卡，则每日推荐脂肪摄入量应该为44～78克。

再次提及 Gary Taubes 的书 *Why We Get Fat*。

书中有个关于低脂肪饮食的研究案例，我在前面也提过。20世纪90年代初，美国国家卫生研究院开始着手调查一些影响女性健康的关键因素。此项调查花费近10亿美金。在研究人员调查的问题中，有一个就是：低脂肪饮食是否（至少在女性中）能真的预防心脏病或癌症？他们随机选取了 20 000 名女性，建议她们遵循低脂肪饮食，多吃水果、蔬菜和富含膳食纤维的食物。这些女性还接受定期咨询，以激励她们保持节食习惯。她们大约每天少吃360千卡热量的食物。

8年后，这些女性每人平均减轻了1公斤，但平均腰围却增加了。也就是说，她们可能在这段时间中丢掉的是肌肉组织而不是脂肪组织。做出《女性健康倡议书》的调查人员最终指出，低脂肪饮食不能预防心脏病、癌症或其他疾病。好遗憾。

几年前，我们说要低脂肪饮食，油脂不能吃多。这两年，我们又说油脂也是好东西，人体还是需要脂肪的。但是没有告诉大家什么样的脂肪是好的，而什么样的脂肪又是不好的。

造成的结果是什么呢？希望大家吃的脂肪没有被好好吃，比如好的猪油、鸡油、椰子油之类，而不该去吃的脂肪却被继续吃很多，比如外食里我们根本弄不清楚的那些油脂，还有各处炸鸡排用的油。

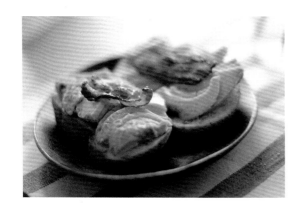

很多人因为已经被这两种交织的理论弄到晕头，所以最后选择观望。

脂肪本身真的没有错。这句话放在不管高脂肪饮食还是低脂肪饮食里都适用。

在我看来，最大的问题不在于脂肪本身，而在于两件事：

一，我们确确实实吃得太多，导致这些提供高热量的油脂没办法被身体用掉，最后囤积成我们身体里最不想要的部分；

二，我们不知道少吃到什么程度才算低脂。像脱脂奶、低脂酸奶这种食品有个标签能让人看得见脂肪有多少，但事实上在大部分情况下，我们根本搞不清楚日常三餐究竟吃了多少脂肪，饮食到底算不算低脂。经常出现的状况就是，觉得自己没吃什么油腻的，但是要么体重没下降，要么检查身体的时候指标有问题。如果你每天至少一餐是在外面吃的，吃进去的是不知怎样的油脂，那久而久之，身体就会因为这些不可控因素而变得愈加糟糕。

我常常对客人说，如果外食，请尽量选择低脂肪的餐食。比如蒸、煮的食物，像汤、白米饭或汤面，这些相对来讲比油炸物、干锅类或炒饭、炒面来得健康得多。经验发现，白米饭再差，也比吃很多用不明来历的油炒的菜安全和健康。而就白米饭、馒头、汤面的分量控制而言，则又是另一个话题了。

凉拌豆腐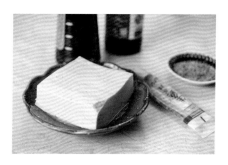

低脂肪

食材:

即食绢豆腐1盒，200克

芥末 2 克

烤芝麻 2 克

生抽 1 茶匙

芝麻油 1 茶匙

总热量 183 千卡

脂肪 13 克

占每日推荐脂肪摄入量 20%

步骤:

1. 绢豆腐打开，沥去多余水。

2. 取一个小碗，将芥末、烤芝麻、生抽和芝麻油混合成酱汁，淋在绢豆腐上即可。

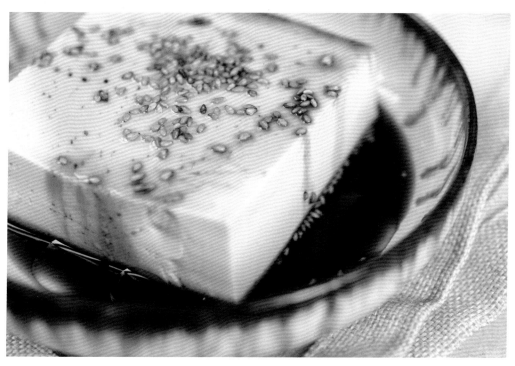

注:"脂肪"与"膳食纤维"部分的占每日推荐摄入量的百分比是使用Calorie King软件计算的，它使用了一个折中值。

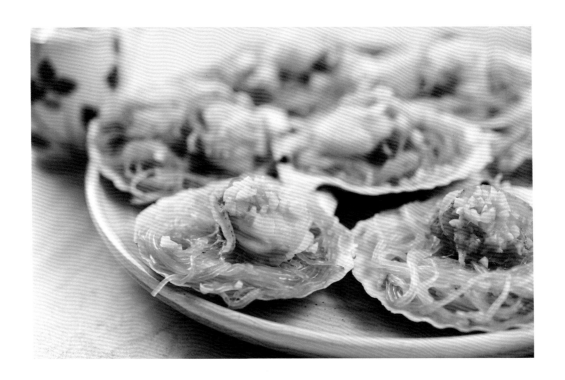

豉汁粉丝蒸扇贝 低脂肪

食材：

带壳扇贝 500 克

蒸鱼豉油 2 大匙

龙口粉丝 20 克

蒜 5 克

葡萄籽油 2 茶匙

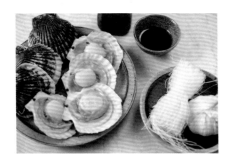

步骤：

1. 扇贝肉取下，壳洗净。

2. 粉丝用热水泡软后剪成小段。

3. 蒜切成蓉。

4. 扇贝壳里铺上粉丝，依次放上扇贝肉、蒜蓉，淋少许蒸鱼豉油和葡萄籽油。

5. 大火蒸5分钟。

总热量 310 千卡

脂肪 10.5 克

占每日推荐脂肪摄入量 16%

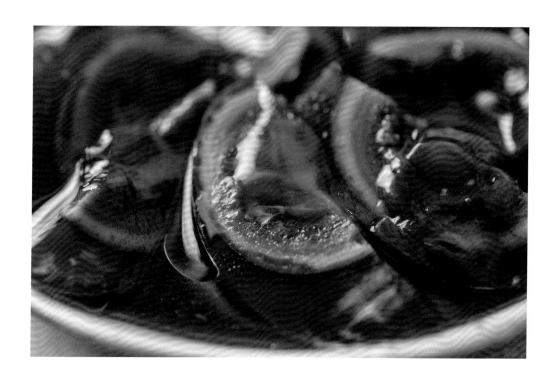

浸浸皮蛋 低脂肪

食材:

皮蛋 3 个

生抽 3 大匙

蚝油 1 大匙

芝麻油 1/2 大匙

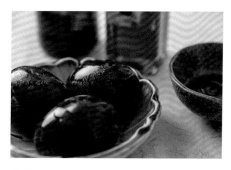

步骤:

1. 将生抽、蚝油、芝麻油拌匀成酱汁。

2. 皮蛋切好，浸入酱汁 5 ~ 10 分钟即可食用。

总热量 300 千卡

脂肪 21.1 克

占每日推荐脂肪摄入量 32%

奶汁鳕鱼 _{低脂肪}

食材：

鳕鱼 200 克　　　　鲜奶油 15 克

小洋葱 30 克　　　　白葡萄酒 30 毫升

西蓝花 100 克　　　　盐 1/2 茶匙

葡萄籽油 1 茶匙　　　黑胡椒粉 适量

步骤：

1. 鳕鱼放至室温，擦干水，备用。

2. 小洋葱切碎，西蓝花掰小朵，烫好，备用。

3. 不粘煎锅上中火，放入葡萄籽油，加洋葱碎
   炒香。

4. 放入鳕鱼，撒盐和黑胡椒粉。

5. 煎3分钟后翻面，淋白葡萄酒，再煎3分钟。

6. 放入鲜奶油，略收汁。

7. 将鳕鱼盛盘，配上西蓝花即可。

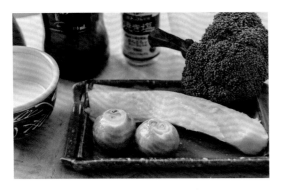

总热量 311 千卡

脂肪 11.8 克

占每日推荐脂肪摄入量 18%

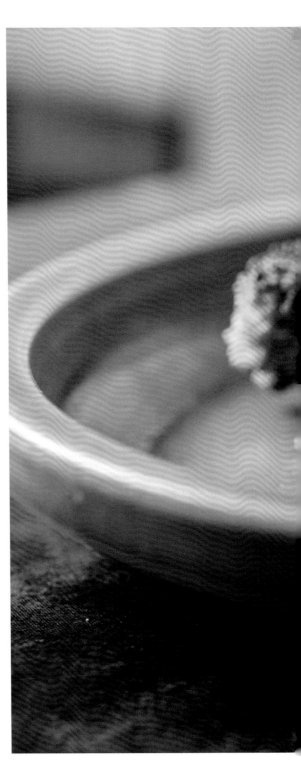

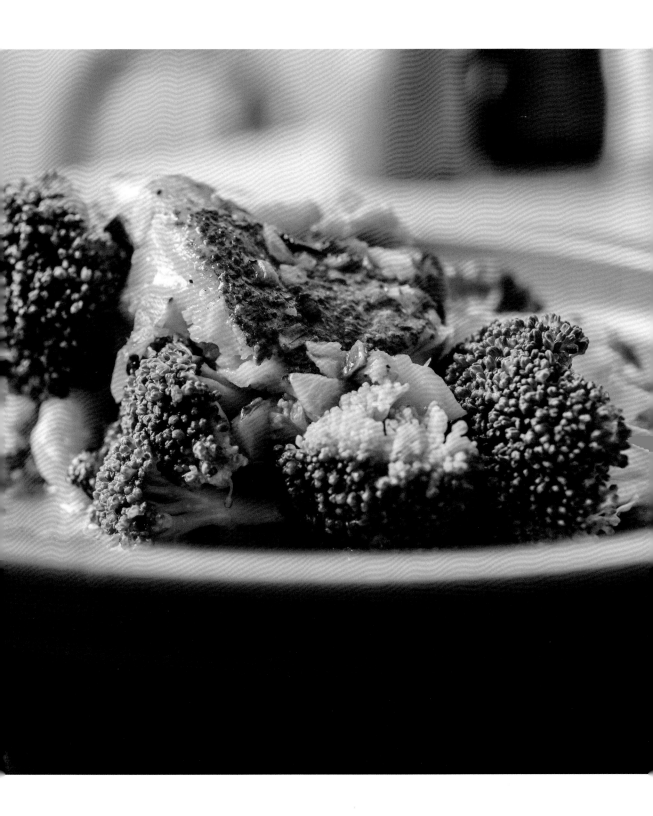

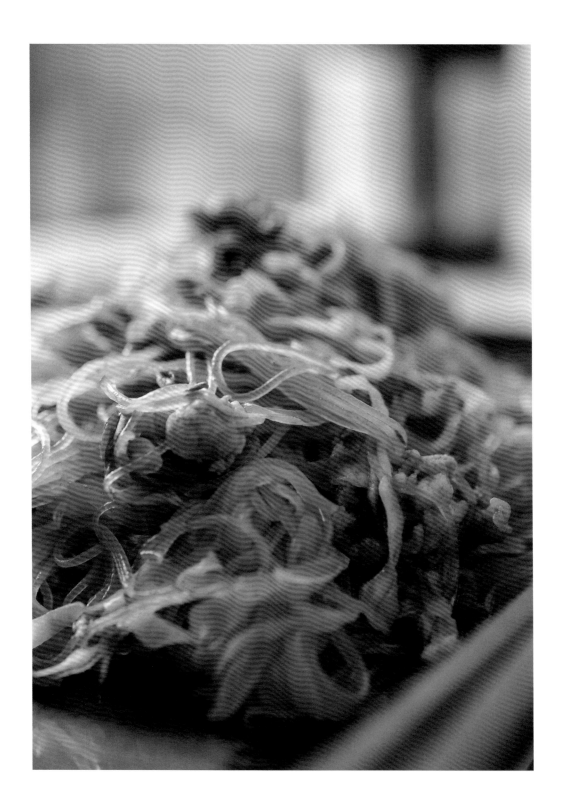

吃出健康瘦

拌炒蚂蚁上树 低脂肪

食材：

龙口粉丝 80 克	葱末 适量	料酒 2 茶匙
包心菜 50 克	豆瓣酱 1 大匙	生抽 1 大匙
猪肉末 50 克	盐 3 克	老抽 1 茶匙
姜丝 3 克	糖 2 克	玉米油 1 大匙
蒜末 3 克	水 1 碗	

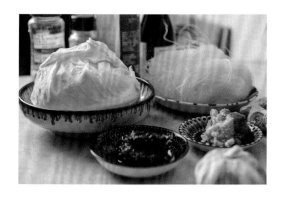

总热量 582 千卡

脂肪 27.8 克

占每日推荐脂肪摄入量 43%

步骤：

1. 粉丝用热水泡软并剪成小段。

2. 包心菜切细丝，备用。

3. 锅上中火，倒玉米油，放入葱末、姜丝、蒜末和豆瓣酱炒香。

4. 放猪肉末翻炒，加料酒。

5. 放包心菜丝，调入盐、糖、生抽、老抽，加1碗水将菜丝煮软。

6. 拌入粉丝，稍煮一会，粉丝熟后关火盛盘。

葱香鸡肉饭团 低脂肪

食材：

鸡胸肉 100 克

料酒 2 茶匙

玉米淀粉 1 茶匙

生抽 1 茶匙

盐 2 克

糖 2 克

葱末 适量

芝麻油 1 大匙

热米饭 200 克

姜泥 / 芥末 适量

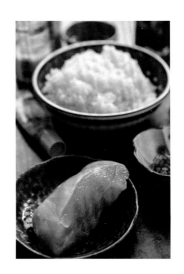

步骤：

1. 鸡胸肉切细丁。

2. 倒入料酒、玉米淀粉、生抽、盐、糖和芝麻油，抓匀。静置10分钟。

3. 不粘煎锅上中火，放入鸡肉丁炒熟，关火。

4. 取一个大碗，将热米饭和鸡肉丁、葱末搅拌均匀。

5. 分成4等份，捏成三角形饭团。

6. 可佐姜泥或芥末食用。

总热量 508 千卡

脂肪 15.3 克

占每日推荐脂肪摄入量 24%

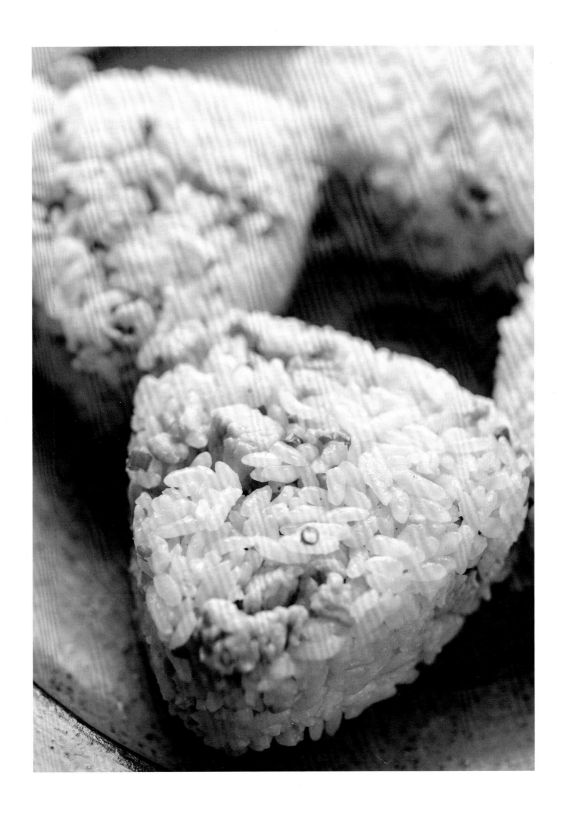

酿青椒 低脂肪

食材：

青椒 2 只	料酒 2 茶匙
米饭 150 克	辣椒粉 1/4 茶匙
猪肉末（8瘦2肥）70 克	盐 3 克
洋葱 20 克	味极鲜 1 茶匙

步骤：

1. 烤箱预热至180℃。
2. 青椒纵向对半切开，去心。
3. 洋葱切碎。
4. 将洋葱碎和猪肉末放入不粘煎锅中小火炒香，调入料酒、辣椒粉和盐翻炒，关火。
5. 加入米饭，再加1茶匙味极鲜拌匀，填入青椒中。
6. 放入烤箱，盖锡箔纸烤约15分钟即可。

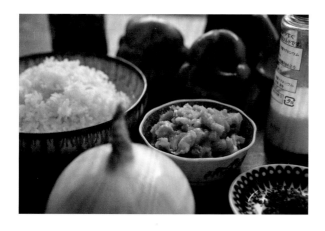

总热量 433 千卡

脂肪 15.6 克

占每日推荐脂肪摄入量 24%

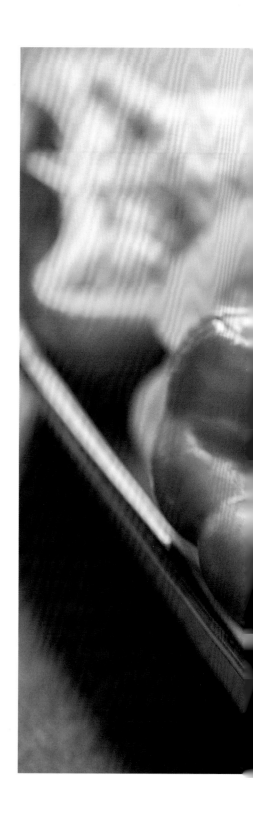

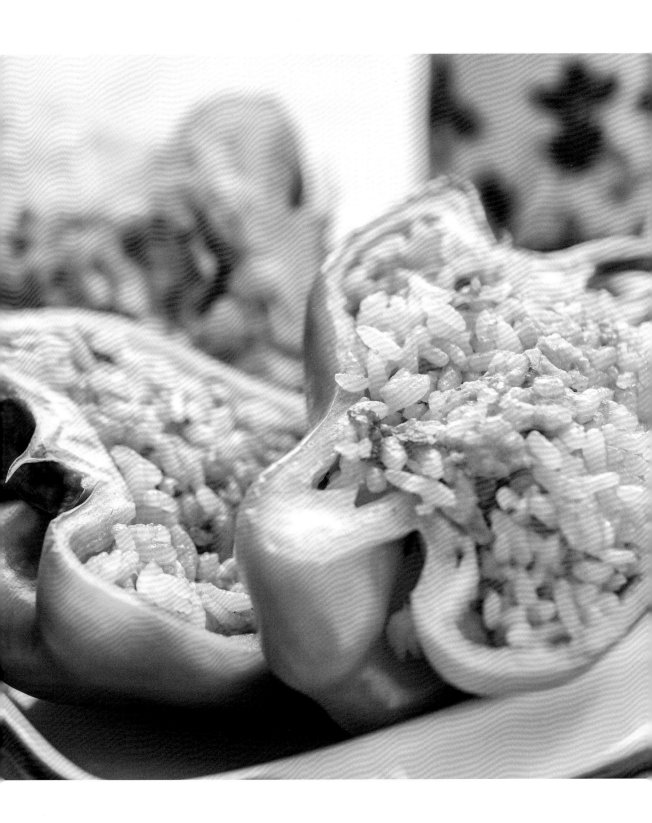

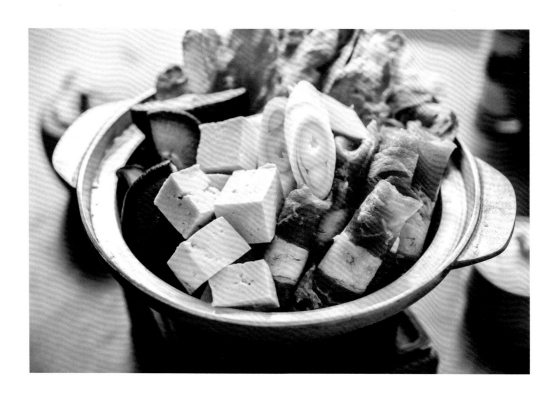

简易寿喜锅 低脂肪

食材：

肥牛片 80 克	花雕 50 毫升
豆腐 100 克	酱油 50 毫升
香菇 100 克	糖 5 克
大葱 50 克	水 150 毫升
茼蒿 50 克	盐 3 克

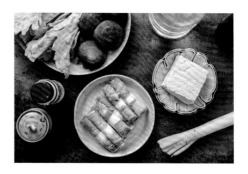

总热量 394 千卡

脂肪 26.8 克

占每日推荐脂肪摄入量 41%

步骤：

1. 将花雕、酱油、糖、盐和水混合煮开。

2. 大葱切段，香菇对半切开，豆腐切小块。

3. 将肥牛片、香菇、豆腐、茼蒿、大葱放进
   汤汁中煮熟入味。

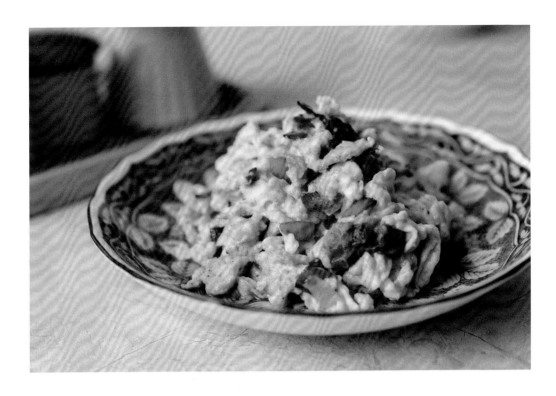

培根炒蛋 低脂肪

食材：

鸡蛋 2 个　　　洋葱 10 克

无盐黄油 5 克　盐 1 克

火腿肉 20 克　　水 2 茶匙

培根 8 克　　　黑胡椒粉 适量

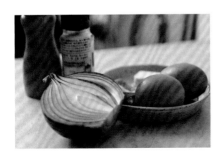

步骤：

1. 鸡蛋打散，与盐、黑胡椒粉、水混合均匀，备用。

2. 洋葱、火腿肉和培根切碎，备用。

3. 不粘煎锅上中火，放入无盐黄油。

4. 倒入切好的洋葱碎、火腿肉碎和培根碎，加入蛋液，用硅胶铲略翻炒至大部分蛋液凝固。

5. 再加热 1 ~ 2 分钟，等蛋液彻底凝固即可。

总热量 261 千卡

脂肪 18.8 克

占每日推荐脂肪量 29%

蟹肉散寿司饭 ^{低脂肪}

食材：

米饭 150 克

寿司醋 1 茶匙

糖 2 克

色拉油 1/2 茶匙

蟹腿菇 50 克

雪蟹肉 50 克（是已经剥好的蟹肉，若没有，可用蟹肉棒代替）

鸡蛋 1 个

荷兰豆 30 克

料酒 1/2 茶匙

酱油 1 茶匙

白芝麻 2 克

盐 适量

步骤：

1. 米饭与寿司醋、糖拌匀。

2. 蟹腿菇与荷兰豆用料酒及酱油煮好。

3. 鸡蛋打散，加少许盐。

4. 不沾煎锅上小火，加色拉油，倒入蛋液，摊成饼状，切丝。

5. 煮好的荷兰豆切丝。雪蟹肉撕成细丝。

6. 将蟹腿菇、雪蟹肉丝、蛋饼丝和荷兰豆丝铺在米饭上，撒白芝麻。

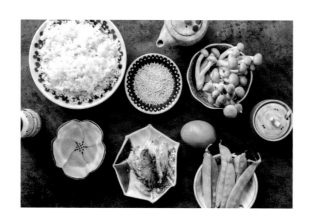

总热量 366 千卡

脂肪 8.5 克

占每日推荐脂肪摄入量 13%

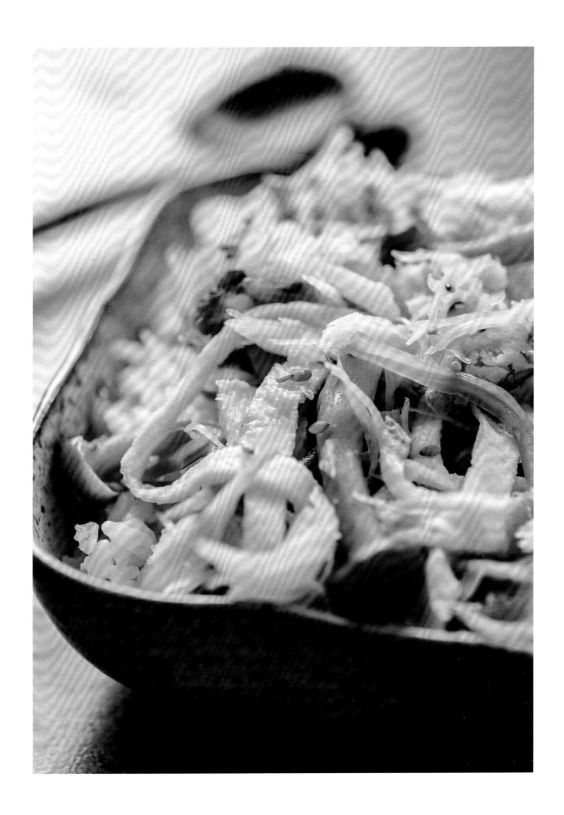

我想为你的脂肪摇旗呐喊一下

翻译一篇生命科学小文章，为脂肪摇旗呐喊一下。

希望身上最好没有肥肉的人士，尤其是女性，要好好看一看哦。肌肉线条优美，和身体机能正常运作，是两条"永不相交"的平行线。

文章主要表明的是以下几点：

- 脂肪调节体内养分平衡。
- 脂肪指挥激素释出，从而影响血压、甲状腺功能甚至生殖功能。
- 太多的脂肪会导致脂肪细胞的葡萄糖调节功能失去作用，但是脂肪太少亦然。
- 一种围绕着腹部器官的围裙状脂肪，会对腹腔器官之间的液体进行取样，以寻找潜在的入侵者。
- 大多数体重减轻和体重增加不是来自失去或获得脂肪细胞，而是来自那些细胞内部能量燃烧或存储时的收缩与膨胀。

脂肪经常被我们视为身体的敌人，一种宁愿不要有的东西。但要知道的是，脂肪也是身体的重要组成部分。没有它，人类大概会被冻结在某个时代吧——神经没有绝缘，于是各种神经信息会交叉交流而纠缠在一起；某些维生素的关键物质无法储存，或者无法拥有正常的免疫系统。

从细胞层面上看，脂肪构建了细胞膜，并充当了与蛋白质结合产生各种反应的信使。

考虑到这一点，这个不起眼的脂肪细胞似乎就变得有点神奇。而众所周知，脂肪细胞是储存过量脂质，包括脂肪和相关物质的分子的细胞。

脂肪细胞曾被认为是相当枯燥乏味而无用的。但过去几十年的研究表明，它们在人体内有很多事情要做，从调节养分平衡，到指挥激素释出，从而影响血压、甲状腺功能甚至生殖功能。

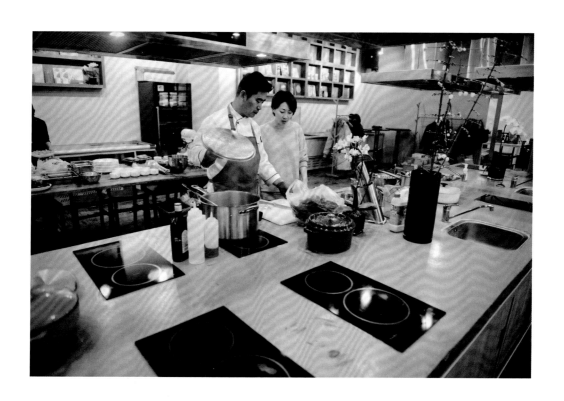

深度剖析脂肪

在显微镜下，脂肪细胞看起来如球状。与身体中的其他细胞一样，每个脂肪细胞都有细胞膜和细胞核。细胞里储存着甘油三酯液滴，而每个甘油三酯由单个甘油分子和连接到甘油分子的三个脂肪酸分子组成。

"人类的甘油三酯液滴看起来就像橄榄油、花生油，以及其他从植物种子中挤出来的所有甘油三酯一样，"物理学家、科学传播者和*Big Fat Myths: When You Lose Weight, Where Does the Fat Go?*（脂肪神话：当你减肥时，脂肪去了哪里？）的作者Ruben Meerman说，"具有相同的黄色、相同的能量密度和完全相同的化学式。"

但并非所有的脂肪细胞都相同。我们通常认为的脂肪是"白色脂肪"，这是用于储存能量的主要物质。Meerman告诉Live Science（一家科学新闻网站）："当胰岛素水平上升时，比如餐后，'白色脂肪'细胞吸收更多的脂肪酸，体积逐渐膨胀；当胰岛素水平下降时，'白色脂肪'细胞会释放它们的存量，为身体快速补充能量。"

2006年《自然》（*Nature*）杂志上的一篇论文称，其他脂肪细胞簇主要用于支撑，例如围绕眼睛的脂肪垫。除非生物体进入饥饿模式，否则这些脂肪细胞可能不会向体内释放大量能量。此外，身体还将脂肪储存在皮肤（皮下脂肪）和内脏周围（内脏脂肪）。

"棕色脂肪"细胞是富含铁的细胞，具有独特的功能。它们可以作用于基因表达，使其改变新陈代谢，产生热量，这使得"棕色脂肪"细胞对维持体温显得十分重要。具体来说，"棕色脂肪"细胞释放出一种称为解偶联蛋白-1（UCP-1）的物质，它使细胞"发电厂"（线粒体）中的脂肪酸氧化效率降低。2017年*Endocrine Connections*杂志上的一篇论文称，这意味着线粒体制造出的更多能量将会作为热能被"浪费"掉，从而使身体变暖。

新生婴儿的"棕色脂肪"细胞含量很高，但含量会随着年龄的增长而下降。在成人中，大多数"棕色脂肪"细胞簇在颈部和锁骨周围。

第三种类型的脂肪是"米色脂肪"，存在于"白色脂肪"组织中，但与"白色脂肪"细胞不同的是，这些细胞含有UCP-1。根据*Endocrine Connections*杂志报告的，"米色脂肪"细胞似乎具有灵活性，既可以像"白色脂肪"细胞一样工作，也可以像"棕色脂肪"细胞那样工作，取决于具体情况。

脂肪可以做什么

肥胖研究人员梦想找到将"白色脂肪"变成燃烧能量的"棕色脂肪"的方法。但是说实话，"白色脂肪"本身也是为人体设计的具有完美功效的物质。

除了提供能量储存，"白色脂肪"细胞有助于调节血糖水平。它们响应胰腺分泌的胰岛素，摄取葡萄糖，将多余的糖从血液中吸出。这本是人体维护自我体系的绝妙功能之一。然而2006年《自然》（*Nature*）杂志上的一篇论文称，这也造成了身体脂肪过多——太多的脂肪会导致脂肪细胞的葡萄糖调节功能失去作用（注意，脂肪含量太少也会发生同样的事），血糖水平就此脱离掌控。

同一篇论文称，脂肪细胞还会分泌多种影响血糖的蛋白质，如瘦素、脂联素和

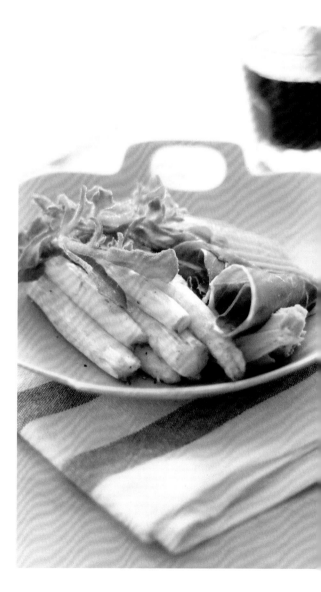

内脂素会降低血液中的葡萄糖水平，其他如抵抗素和视黄醇结合蛋白则会增高血糖水平。

脂肪组织也在免疫系统中起作用。脂肪细胞释放被称为"细胞因子"的炎性化合物，其促发炎症。（慢性炎症可能会有害，但在感染的情况下发生炎症以激活免疫细胞，则是其至关重要的功能。）大网膜，一种围绕着腹部器官的围裙状脂肪，其中点缀着免疫细胞团块。根据2017年的研究，它可以充当腹腔的"监测器"，对器官之间的液体进行取样，寻找潜在的入侵者。

脂肪去哪了

2008年《自然》（Nature）杂志上的一篇论文称，在成年期，脂肪细胞的总数保持稳定。大多数体重减轻和体重增加不是来自失去或获得脂肪细胞，而是来自那些细胞内部能量燃烧或存储时的收缩或膨胀。该研究显示，脂肪细胞是会逐渐死亡并被替换掉的。脂肪细胞的中位数周转率约为每年8.4%，即体内一半的脂肪细胞每8.3年更换一次。

Meerman认为，对脂肪最大的误解，就是失去的脂肪像能量一样被烧掉了。"真正发生的是脂肪中的所有原子与氧原子结合，形成二氧化碳和水，"他说，"这个过程释放出大量能量，但不会有一个原子被破坏或转化为能量。"

Meerman在2014年《英国医学杂志》（BMJ）的一篇论文中报告，这个过程中的水通过尿液、粪便和汗液排出，二氧化碳通过肺部呼出，这使呼吸系统成为最好的脂肪处理工具。

也许有人会被这个标题吓到。

但是现在确实又开始讲脂肪的好处
了，不是吗？你可以想象一下，刚出生的
小宝宝为什么肉嘟嘟肥嫩嫩的？为什么人
刚来到这个世界上的时候带着那么多脂
肪？这其中必有道理。我们进化了那么久
的身体机能，不是闹着玩的。

所以有一点你一定要明白，脂肪不是
坏东西。大部分脂肪储存于脂肪组织内，
而脂肪组织则承担着保护内脏器官的责
任，并且是传送和吸收脂溶性维生素的重
要媒介，同时也维持着神经系统及皮肤的
正常运作。此外，皮下脂肪还有维持体温
的功效。这也是为什么体脂率低的健身教

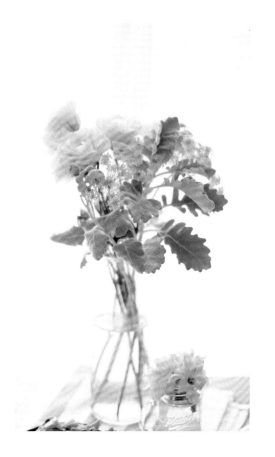

练们其实有点容易生病，而且怕热又怕冷，因为皮下缺少脂肪这样的温度调节器。

好吧，我只是想告诉你，体脂率真的不是越低越好，身体里的脂肪也不是越少越好，尤其是对女性。脂肪过少和脂肪过多一样，影响体内激素平衡。而激素平衡对女性来讲，是尤为重要的事。

讲到高脂肪餐，就不能不聊到现在很红的生酮饮食，它让人好像找到了可以随便吃油的靠山一样。生酮饮食就是要摄入大量的脂肪，从脂肪获取的热量要占75%。这是什么意思呢？比如你一天摄入1500千卡的热量，其中要有1125千卡来自脂肪。再继续往下推，按照每克脂肪提供9千卡的热量来计算，你一天要吃125克脂肪。生酮饮食中最重要的部分是控制蛋白质和碳水化合物的摄入，它们的热量加起来不能超过25%，更严格地说，碳水化合物的摄入量最好不要超过10%。因为生酮饮食的原则是拿掉身体最喜欢用来当柴火"烧"的碳水化合物，使身体找不到最喜欢的燃料，只好退而求其次去燃烧脂肪。所以，如果碳水化合物摄入得多，身体还是会首先使用碳水化合物而不是脂肪供能，燃烧脂肪的通路就没办法优先打开。要想做到这一点，最好是使用酮试纸来监督。

听起来好像只吃肉就好了，对不对？其实不是哦。首先，如果只是吃肉就好，那其实是落进了高蛋白质高脂肪的饮食里，搞不清楚到底是哪样在起作用。其次，如果你经常外食，用外食的油脂来做生酮饮食，那将会是毁灭性的灾难。我个人的感觉，除了喝油，其他时候做生酮饮食都会有点难。后面提供的高脂肪食谱也只是尽量向高脂肪靠近，但在比例上还无法达到生酮饮食的标准，在某种程度上是带有高蛋白性质的高脂肪餐。

如何使用这些食谱？可以配合着生酮饮食来。还有一些常年摄入脂肪非常少的人群，可以在日常饮食中穿插着使用这些食谱，比如一周拿出一两天来补充部分脂肪，就像有些人做5：2断食，你可以做5：2进脂。如果不习惯动物油脂，可以使用黄油或是椰子油类的植物油脂。

椰子油到底是好是坏

在一部病毒式传播的在线视频中，一位哈佛大学教授称流行的食用椰子油为"纯毒药"。

讲座由哈佛 T.H.Chan 公共卫生学院教授 Karin Michels 主讲，以德语授课，由 Business Insider Deutschland 翻译，标题为"椰子油和其他营养错误"。虽然不是每个人都对椰子油放出如此严厉的观点，但许多专家对其作为一种健康食品越来越受欢迎持怀疑态度。《纽约时报》（*New York Times*）的健康作家 Roni Rabin 和美食作家 Sophie Egan 就读者关于椰子油健康益处的问题做了以下回答。

问：为什么椰子油在被宣布为是不健康的30年后突然又被认为是健康的？

答：尽管被大肆宣传健康，但目前从研究上讲几乎没有数据可以支持这种观点。

椰子油富含饱和脂肪，而饱和脂肪与高胆固醇水平和心脏病风险息息相关。虽然批评者近期对此关联性的科学证据提出了质疑，但是多年总结出的长期饮食指南还是敦促美国人将饱和脂肪摄入量减少到每日热量摄入总量的10％以下，即如果每天饮食摄入 2 000 千卡的热量，则饱和脂肪摄入量约20克。

塔夫茨大学营养科学与政策教授、联邦政府膳食指南咨询委员会副主席 Alice H. Lichtenstein 博士说："关于椰子油对健康影响的研究很少，且似乎还没看到关于单独摄入椰子油就能带来多少健康益处的证据。"

"就不同种类的椰子油来看，温和加工的初榨椰子油（Virgin Coconut Oil），即使脂肪酸组成相似，可能也不会像高度加工的油脂那样产生相同的有害影响。"康奈尔大学的人类营养学教授Tom Brenna博士说，"而精加工、漂白和除臭过的椰子油（R.B.D. Coconut Oil），经过溶剂处理并高温加工后，胆固醇含量稳固提升，因此科学家们在做不同的脂肪实验时都会使用它作为对照。而苛刻的加工过程可能会破坏一些良好的必需脂肪酸和抗氧化剂，如月桂酸，这是一种被认为能提高高密度脂蛋白胆固醇的中链脂肪酸。"

"如果你想使用椰子油，一定要使用初榨油，"Brenna博士说，"而且用量要适度。"

（以上来自Roni Rabin，最初发布于2015年12月24日。）

问：用椰子油或橄榄油做饭会更好吗？
答：就健康角度而言，用橄榄油烹饪会好一点。

与一汤匙橄榄油相比，一汤匙椰子油的饱和脂肪含量是它的6倍，几乎达到美国心脏协会推荐的每日约13克的限量。高饱和脂肪摄入量与低密度脂蛋白胆固醇水平升高有关，它会增加罹患心脏病的风险。

此外，橄榄油是心脏协会推荐地中海餐的主要部分，含有有益的多不饱和脂肪和单不饱和脂肪。

Annessa Chumbley，注册营养师和AHA发言人，在电子邮件中回答道，"在两者之间，橄榄油是更好的选择，因为单不饱和脂肪在适量食用和用于替代饮食中的饱和脂肪和反式脂肪时对心脏有益。"今年早些时候，AHA发布了一份咨询报告，坚决重申其对消费者的指导：用不饱和脂肪代替饱和脂肪，以帮助预防心脏病。消费者被要求牢记整体健康饮食模式的结构建议。

一些研究将椰子油中的主要饱和脂肪酸——月桂酸与高密度脂蛋白胆固醇水平联系

起来，但它也会导致低密度脂蛋白胆固醇水平上升。不过最近的一项大型研究发现，月桂酸似乎不会像其他类型的饱和脂肪酸那样提高罹患心脏病的风险，例如棕黄酸（它在黄油中含量很高）。从这个角度来看，椰子油比其他一些饱和脂肪来源更健康。

椰子油的支持者们指出，椰子油富含具有健康抗氧化特性的植物化学物质。哈佛大学医学院医学副教授Qi Sun博士表示，虽然特级初榨椰子油含有植物化学物质，但市场上的大部分椰子油都是精制的，并且提供的此类抗氧化成分很少。即使你选择的椰子油是特级初榨的，但"饱和脂肪造成的影响也有可能会盖过抗氧化成分所提供的任何有益效果"。

当然了，我们不是吃脂肪、胆固醇或抗氧化剂，我们吃的是食物。因此，虽然椰子油肯定不如声称的那样神奇，但也没有必要完全屏蔽它，特别是在烘焙食品时使用它来代替黄油或起酥油，或者在烹饪咖喱类食物时用它来赋予味道。但是，作为一般规则来讲，还是建议用橄榄油烹饪，这是健康的最佳选择。

（以上来自Sophie Egan，最初发布于2017年12月22日。）

那么，椰子油到底是好是坏？

因为我觉得《纽约时报》的这篇文章里的观点值得探讨，所以就干脆将它翻译过来。说到底，当任何好东西大量生产时，为了降低成本，加长保质期，都会丢失掉相当一部分本来声称具有的养分，所以还是要看你怎么用，东西本身没有绝对的好与坏。

我的建议是：

首先，肯定还是要控制脂肪摄入量的。不管是从饱和脂肪的角度，还是从购买的椰子油是否够优质的角度来讲，控量本身就会降低非优质油脂摄入对身体带来的影响。

其次，选择优质油脂十分重要，它能够使我们最大限度地获取其中的养分。初榨油相对比较优质，但缺点是保存期短，所以不建议消费者一次性大量购买。

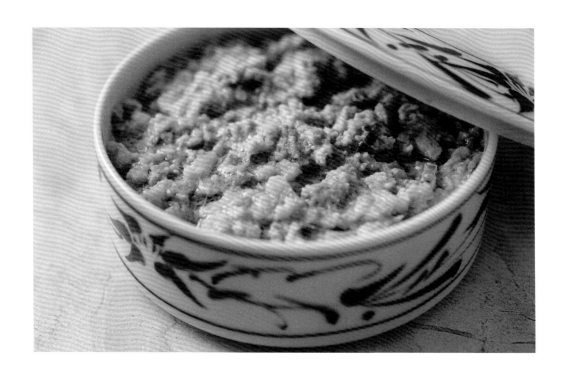

咸鱼蒸肉饼 高脂肪

食材：

咸鱼 20 克　　　水 100 毫升

肉末 130 克　　　姜泥 2 克

生抽 1 茶匙　　　葱末 适量

盐 3 克　　　　鸡精 1 克

玉米淀粉 10 克

步骤：

1. 将咸鱼剁碎，与肉末、盐、生抽、玉米淀粉、50 毫升水及姜泥、葱末、鸡精拌匀。

2. 将混合食材做成圆形饼状。

3. 放入碗中，沿碗边加入剩下的 50 毫升水。

4. 入蒸锅，大火蒸 20 分钟即可。

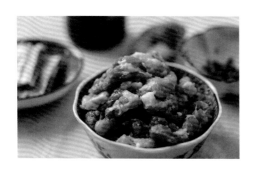

总热量 471 千卡

脂肪 37 克

占每日推荐脂肪摄入量 57%

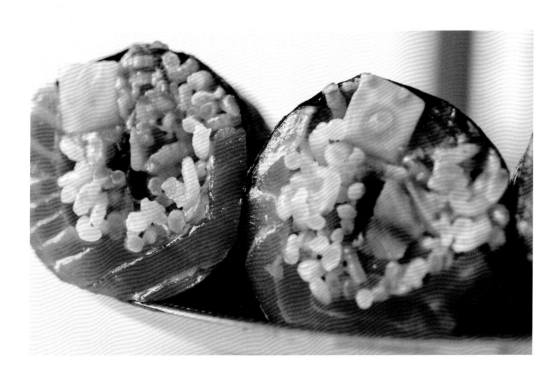

三文鱼牛油果鳗鱼卷 高脂肪

食材：

三文鱼 100 克　　　黄瓜 30 克

牛油果肉 80 克　　　煮好的糙米饭 150 克

日式鳗鱼 80 克　　　寿司海苔 1 张

步骤：

1. 三文鱼切薄片，黄瓜切细条，鳗鱼切条，牛油果切条。

2. 寿司帘上铺好海苔。

3. 先铺一层薄的三文鱼，再铺一层糙米饭，摆上黄瓜条、鳗鱼条和牛油果条。

4. 一起卷紧即可。

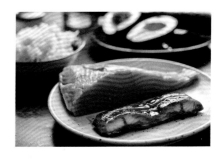

总热量 681 千卡

脂肪 35.8 克

占每日推荐脂肪摄入量 55%

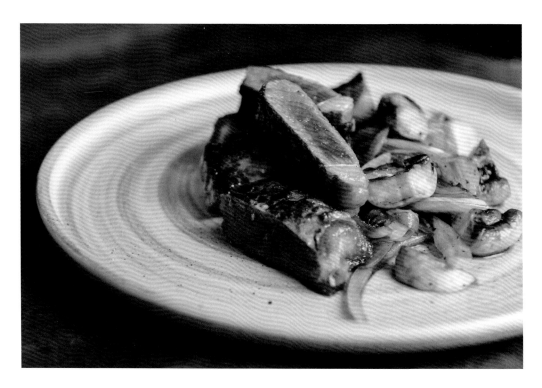

铁板和牛 高脂肪

食材：

和牛牛排（M3）200克

洋葱 30克

白蘑菇 50克

胡椒盐 适量

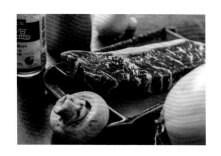

步骤：

1. 洋葱切丝，白蘑菇切块，备用。

2. 牛排放至室温。

3. 不粘煎锅上大火，缓缓放入牛排，撒胡椒盐。

4. 每面各煎约2分钟，拿出静置。

5. 锅里放入洋葱和白蘑菇，撒些胡椒盐略炒即可。

6. 准备一个铁板盘。牛排切条，配上洋葱和白蘑菇，装盘即可。

总热量 657 千卡

脂肪 55.4 克

占每日推荐脂肪摄入量 85%

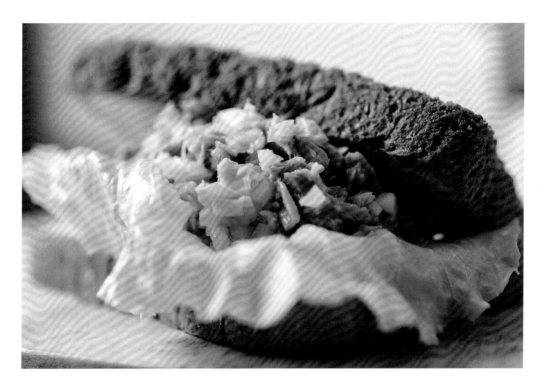

金枪鱼三明治 高脂肪

食材：

盒装油浸金枪鱼罐头 80 克　　盐 适量

橄榄油 30 毫升　　羽衣甘蓝 / 沙拉生菜 6 克

卷心菜 10 克　　厚吐司 1 片，约 50 克

洋葱 10 克

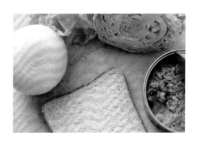

总热量 552 千卡

脂肪 36.6 克

占每日推荐脂肪摄入量 56%

步骤：

1. 金枪鱼罐头倒出，沥去多余的油。

2. 洋葱切碎。

3. 卷心菜洗净，用盐抹过，静置后挤干水分，切碎。

4. 将金枪鱼、洋葱、卷心菜拌匀，淋橄榄油。

5. 吐司放入烤箱稍烤，切半。

6. 取一半吐司，铺上羽衣甘蓝，放上拌好的金枪鱼，盖上另一半吐司即可。

水煮牛肉 高脂肪

食材：

牛肉 250 克

莴笋 100 克

葡萄籽油 150 毫升

水 200 毫升

生粉 1 茶匙

姜 5 克

蒜 10 克

花椒 10 克

干辣椒 10 克

青花椒 10 克

盐 2 ~ 3 茶匙

糖 1 茶匙

鸡精 适量

步骤：

1. 牛肉切薄片，加生粉和少许水、盐，拌匀，腌渍 10 分钟。

2. 莴笋切片，用滚水烫好，备用。

3. 锅上中大火，倒入葡萄籽油，放入姜、蒜、花椒、干辣椒、青花椒炒香。

4. 加水煮开，加盐、糖、鸡精调味，先放莴笋片铺底，再放入腌好的牛肉片，煮开即可。

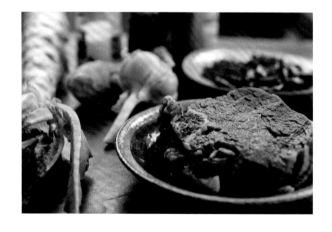

总热量 1699 千卡（如果把所有油都吃下去）

脂肪 166 克

占每日推荐脂肪摄入量 255%

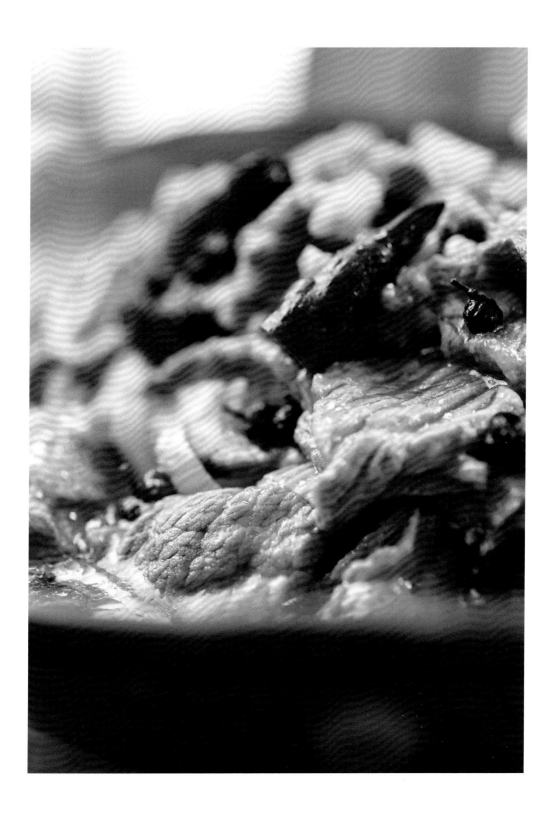

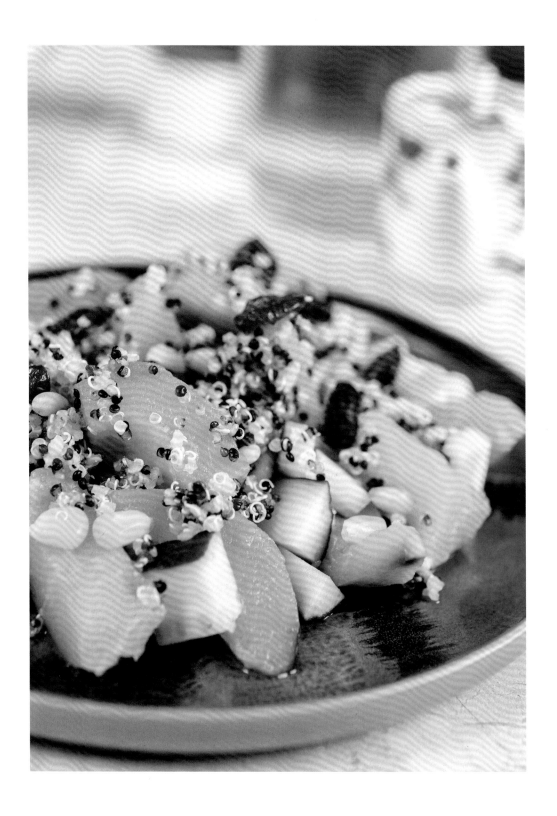

144   吃出健康瘦

藜麦南瓜沙拉 高脂肪

食材：

藜麦 30 克

南瓜 300 克

黄瓜 50 克

玉米 1 根

松子 20 克

蔓越莓干 10 克

橄榄油 1 大匙

红酒醋 2 茶匙

盐 2 克

黑胡椒粉 适量

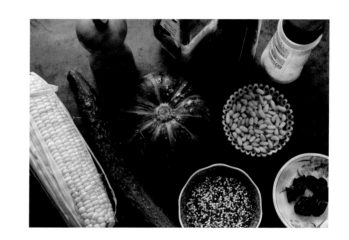

步骤：

1. 藜麦浸泡过夜，下锅煮15分钟后捞起，沥干水。

2. 南瓜和玉米煮好，南瓜切块，玉米剥下50克玉米粒。

3. 黄瓜切小丁。

4. 将1大匙橄榄油和盐、红酒醋混合调匀。

5. 将藜麦、南瓜、黄瓜、玉米粒、松子、蔓越莓干混合拌匀，淋入调好的橄榄油醋汁。

6. 撒入适量黑胡椒粉即可。

总热量 655 千卡

脂肪 44.4 克

占每日推荐脂肪摄入量 68%

东坡肉 高脂肪

食材：

上好的五花肉 250 克　　姜 5 克

生抽 1 大匙　　葱 10 克

老抽 2 茶匙　　蒜 5 克

盐 1 茶匙　　葡萄籽油 2 茶匙

糖 2 茶匙　　水 适量

料酒 1 大匙

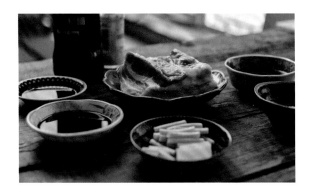

步骤：

1. 将五花肉烫好，切成 5 厘米见方的方块，用棉绳绑紧。
2. 锅中倒入葡萄籽油，葱、蒜、姜炒香后拨出。
3. 锅中放入五花肉块，皮向下，煎至出香。
4. 放入所有调料：生抽、老抽、盐、糖、料酒。
5. 加适量水煮开后，转小火再炖约 1 小时。
6. 转大火收汁即可。

总热量 1276 千卡

脂肪 128.3 克

占每日脂肪推荐摄入量 197%

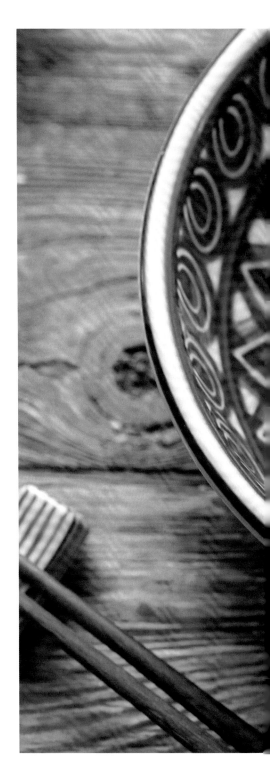

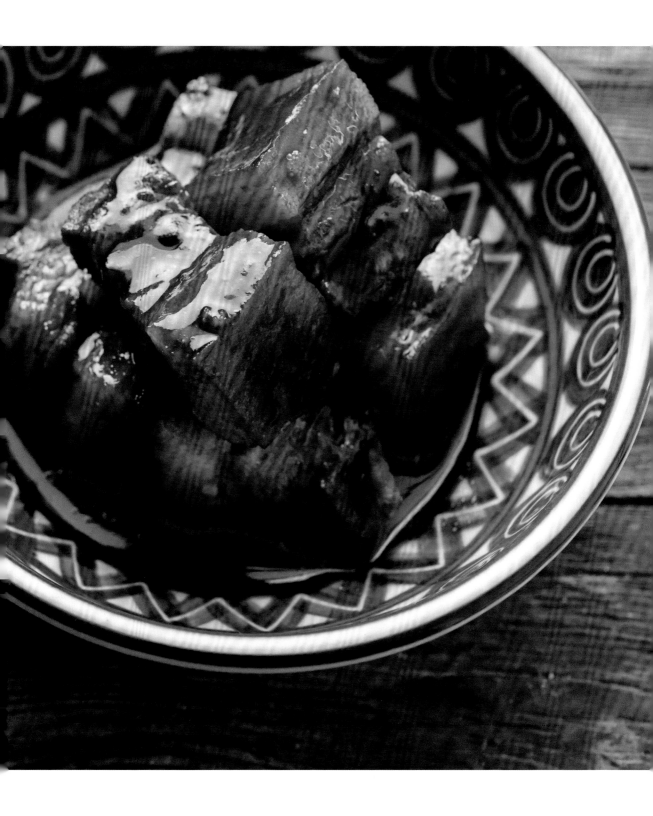

三杯鸡翅 高脂肪

食材：

鸡翅 250 克	老抽 10 毫升
九层塔（罗勒）20 克	味极鲜 5 毫升
料酒 30 毫升	芝麻油 20 毫升
生抽 20 毫升	水 50 毫升

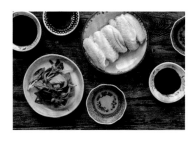

总热量 731 千卡

脂肪 59.9 克

占每日推荐脂肪摄入量 92%

步骤：

1. 鸡翅洗净，擦干水，备用。

2. 不粘煎锅上中火，倒入芝麻油，将鸡翅煎至出香。

3. 倒入料酒、生抽、老抽、味极鲜和水，小火焖煮约
   15分钟，直到鸡肉软嫩、酒味散掉。

4. 放入九层塔即可。

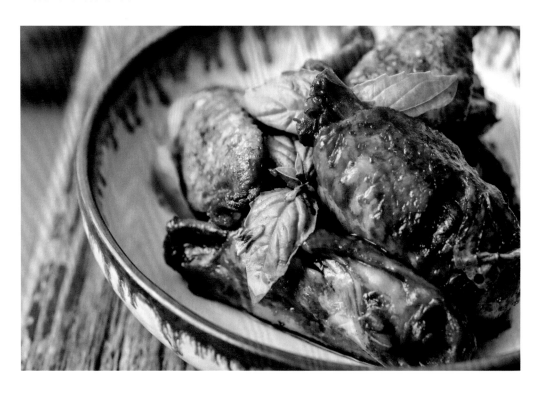

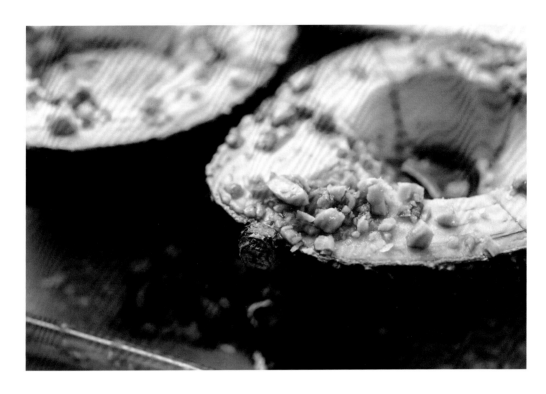

麻油淋盐烤牛油果 高脂肪

食材：

牛油果 1 个　　　芝麻油 2 茶匙
生抽 2 茶匙　　　盐 2 克
糖 3 克　　　　　姜泥 2 克
花生碎 5 克

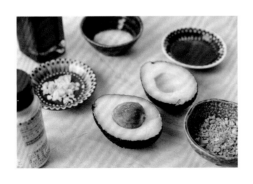

步骤：

1. 将生抽、糖、芝麻油和姜泥拌匀成酱汁，
   备用。

2. 烤箱预热至200℃，或是不粘煎锅上中火。

3. 牛油果对半切开后，去核，撒盐，放入烤
   箱烤3分钟，或切面向下入锅煎2分钟。

4. 取出后划十字刀，淋上酱汁。

5. 撒花生碎即成。

总热量 442 千卡

脂肪 40.9 克

占每日推荐脂肪摄入量 63%

鸡腿排骨煲

食材:

带皮鸡腿肉 150 克

小排骨 150 克

花椒 3 克

八角 5 克

桂皮 5 克

姜 3 克

料酒 50 毫升

生抽 2 大匙

老抽 1 大匙

盐 1 茶匙

糖 1/2 茶匙

葡萄籽油 2 大匙

水 适量

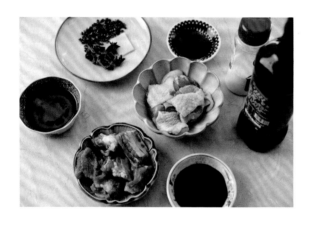

总热量 847 千卡

脂肪 68.9 克

占每日推荐脂肪摄入量 106%

步骤:

1. 鸡腿肉洗净,擦干水,切块。

2. 小排骨洗净,备用。

3. 锅上中火,放入 2 大匙葡萄籽油,加姜、花椒、八角和桂皮炒香。

4. 放入小排骨和鸡腿肉翻炒。

5. 加料酒,放入生抽、老抽、盐和糖,继续翻炒。

6. 加适量水,以没过小排骨和鸡腿肉为宜。

7. 水开后转小火焖煮约 20 分钟,大火收汁。

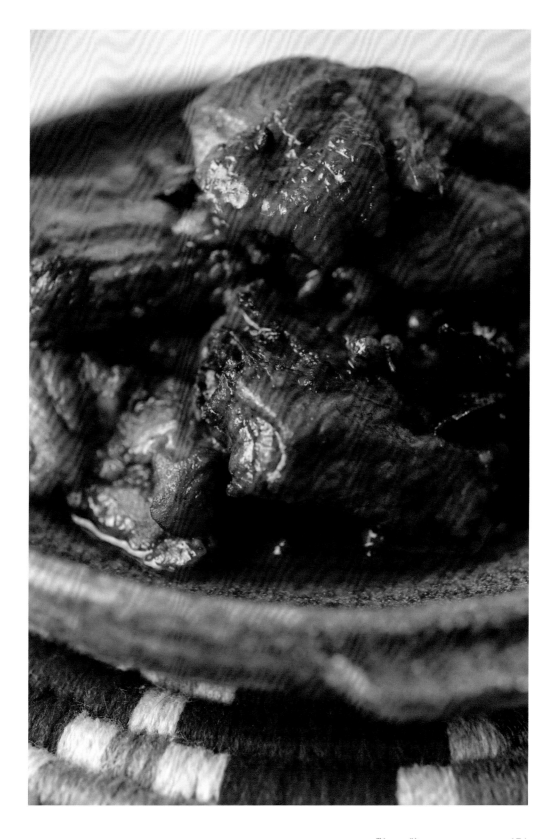

猪油渣煎蛋 高脂肪

食材：

猪油渣 15 克   盐 1 克

猪油 2 茶匙   芝士粉 5 克

鸡蛋 2 个   水 1 茶匙

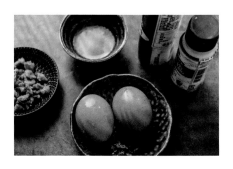

步骤：

1. 鸡蛋打散，加水和盐，搅拌均匀。

2. 不粘煎锅上中火，放入猪油和猪油渣。

3. 煎出香味后，倒入蛋液晃匀，摊成饼状。

4. 待蛋饼凝固后出锅，撒芝士粉即可。

总热量 393 千卡

脂肪 36.5 克

占每日建议脂肪摄入量 56%

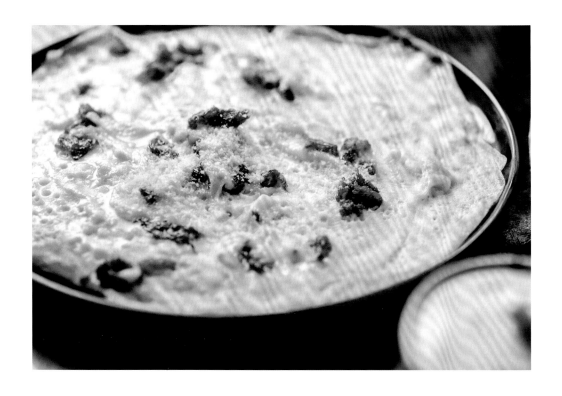

6

Chapter
膳食纤维

运动到汗流浃背
也瘦不下来

一段关于运动减肥的有趣文字，也十分值得分享给大家，仍然来自Gary的书 *Why We Get Fat*。

Gary在书中提道，"为了减轻体重，我们经常得到这样的指示——少吃（减少我们摄入的热量）和多动（增加我们消耗的热量）。这其实和让我们饿一点（少吃）、让胃口大一点（多动）有异曲同工之妙。"

"如今人们普遍认为，久坐不动和饮食过剩一样，是造成体重问题的主因之一。我们绝对有理由相信规律运动对身体有益无害。但是我这里想问的是，运动是否可以帮助我们在瘦的时候维持体重，或者在胖的时候减轻体重？"

Gary说，NO，不行。

他说，工厂工人和油田劳动者们做体力活，消耗大量的热量，他们会发胖吗？会。那么，如果热量"进来"但被消耗掉就不会胖的话，为什么他们每天辛苦工作还是会胖？

在过去的几十年里，我们不断变胖。包括WHO在内的权威机构都在说，我们变得越来越不爱动了。但证据显示，自肥胖蔓延以来，大量的休闲体育活动也陆续兴起，比如骑山地车、玩健身器，等等。从1964年第一届波士顿马拉松只有300多名参赛者，到2009年已经有超过26 000人报名。

20世纪70年代前，美国人都觉得能不出汗就不出汗。而70年代后突然兴起了运动观念，认为体育锻炼有益于健康。体育运动热就此开始。但是，如果体育运动可以预防发胖或有利于减重，那么久以来，是不是应该瘦人越来越多才对？然而并没有。

2006年统计学家Paul Williams和斯坦福大学学者Peter Wood收集了约13 000名长跑爱好者的详细信息，将这些长跑爱好者每周跑的里程数与他们每年的体重变化做比较，发现一开始跑得最多的人似乎最轻，但随着时间的推移，所有长跑爱好者都越来越胖，甚至一周跑64公里的人都逃不过肥胖。

以上两位是相信"Calories-in/Calories-out"理论的。于是他们给出建议：如果想要不反弹，长跑爱好者需要每年都提升长跑里程，否则热量可能就会以脂肪的形式积累让人变成胖子……如果人们坚信热量摄入平衡与减肥之间存在密切关联，那么40岁以后人们一周内恐怕要跑5天的半马来保持身材。

Gary后面还提到，其实增加了体育运动后，人们食欲的本能就被唤醒了。

除非你抑制住这个本能。

2007年，哈佛医学院院长Jeffrey Flier发表了一篇名为*What Fuels Fat*的文章。文中提道，"动物的饮食突然受到限制时，它就会趋向于减少活动和减缓细胞中的能量使用来降低其能量消耗，以此来保持一定的体重。同时，它的饥饿感也会增加，所以一旦结束限制饮食，它吃的食物会比之前没有限制的时候还要多，直至恢复原来的体重。"

Gary说Jeffrey成功解释了一百多年来，"少吃就能减肥"这个流行观念在动物身上不起作用的原因。因为不给吃，能量消耗减少，新陈代谢就会慢下来，细胞会减少消耗来节省能量。当它有机会再大吃的时候，体重自然又会反弹。

再来看一个实验案例。20世纪70年代初，麻州大学的George Wade做了个实验。他切除了雌性小白鼠的卵巢，然后观察小白鼠的体重和行为变化。他发现，小白鼠在此之后变得贪得无厌，吃得很多，于是很快就胖了。

George继续实验。他让小白鼠术后节食。但是，他发现小白鼠还是在变胖。

身体里的脂肪细胞数量是不会变的，会变的只是细胞大小。换句话来说，当你胖的时候，你的脂肪细胞变大了，而不是变多了，所以看起来胖。

Gary说，雌激素对小白鼠的作用之一，就是影响LPL（脂蛋白脂肪酶）的分泌。（对人类的作用也一样。看到没？是雌激素。男女身体里分泌雌激素的程度不同，所以男教练以后别再乱指挥女学员了，男女的LPL分布真的不一样。）

雌激素可以抑制LPL对脂肪细胞的活性，这样LPL就不会到处乱存脂肪。如果没有了雌激素，脂肪细胞就会自顾自地发展下去，一个劲儿地乱存脂肪。脂肪会被大量地从

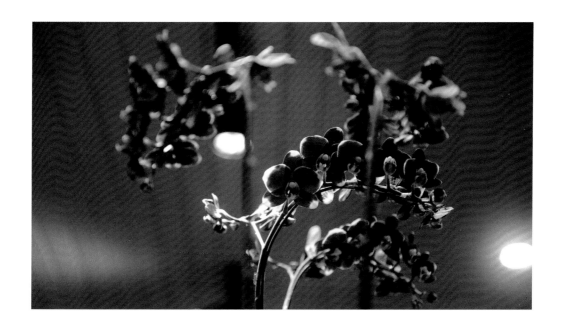

血液中挪去脂肪细胞里。带来的结果就是血液中没什么能量可用，所以只有通过大吃来得到能量。

换言之，Gary认为，不是因为多吃而变胖，是先出现了激素失调后才变胖，变胖后则会吃得更多。

这可能也间接地解释了为什么许多女性在切除子宫后或在更年期前后会发胖。

而事实上，胰岛素调节前面提到的包括LPL在内的几种脂肪酶的活性，进而调节脂肪代谢。除此之外，它还影响HSL（激素敏感性脂肪酶）。

还有一种激素，即皮质醇（Cortisol）。这是一种我们在应对精神压力或焦虑时分泌的激素。简单来说，当胰岛素处于高水平时，皮质醇和胰岛素一起使我们变胖；当胰岛素处于低水平时，皮质醇和所有其他激素一起使我们变瘦。这也许可以说明，为什么在紧张焦虑或情绪低落的时候，有些人会发胖而有些人却会变瘦。

胰岛素出现了，这个话题离不开"糖"。Gary明确提到，糖最终决定了胰岛素的分泌和体内脂肪的积累。并非所有人吃了糖都会发胖，但是胖了的那些人，恐怕可以把肥胖归咎于糖。含糖食物吃得越合理，你就会越瘦。

不是所有含糖食物都会导致肥胖。最易致胖的是那些对血糖和胰岛素水平最具影响的食物，比如精制面粉加工成的食物、液态糖类，以及淀粉类食物。水果中的糖尽管比蔬菜容易消化用作能量，但也容易被水稀释，所以没有淀粉类食物中的糖那么集中，浓度那么高。

你是不是想不到，我们一开始讲运动，讲着讲着却变成了讲糖？

事实上，糖确实对身体的影响很大。如果你对体重在意，那么你可能首先需要注意的是糖的摄入量，比如白砂糖、葡萄糖浆、玉米糖浆，包括代糖，其次也要注意除这些糖之外的加工食品的摄入量。

膳食纤维

膳食纤维综述

膳食纤维是个很奇妙的东西。每克膳食纤维有2千卡的热量，但是我们通常不计算这部分热量，因为大部分时候我们摄入的是不可溶性膳食纤维，身体无法使用并将其转化为能量。

本章我将膳食纤维分为两部分来讲：高纤维的部分因为一直被提及，想必熟悉的人已经很多，我不用再多说；低纤维的部分被我单独拿出来讲，是因为我觉得大多数人没有看到有些时候我们需要低纤维摄入的必要性。

总而言之，在大部分时候，膳食纤维都是必要的。只不过你需要分清楚自己在一顿餐食中，到底是受益于膳食纤维，还是受益于不小心多摄入的其他营养素。只有看明白这点，纤膳食维才能真正帮助你吃得更健康。

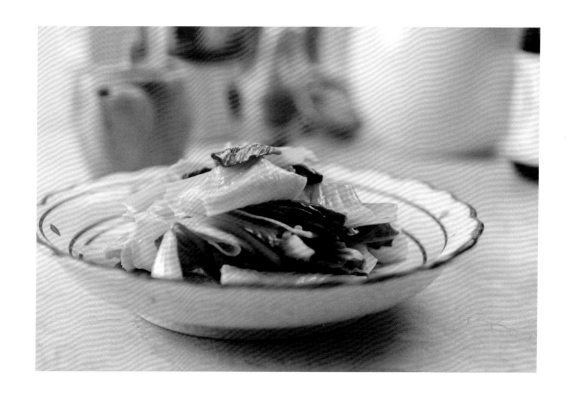

小青菜烩豆皮 高纤维

食材：

小青菜／小松菜 300克　　盐 1/2 茶匙

豆皮 30克　　　　　　　鸡精 适量

葡萄籽油 1大匙　　　　　水 适量

步骤：

1. 将小青菜洗净切段，豆皮撕好，备用。

2. 锅上中火，放入1大匙葡萄籽油。

3. 放入青菜段翻炒，加盐和鸡精调味。

4. 放入撕好的豆皮，倒适量水，煮软即可。

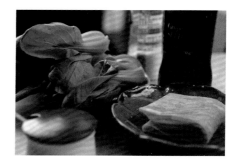

总热量 376 千卡

膳食纤维 6.4 克

占每日推荐膳食纤维摄入量 26%

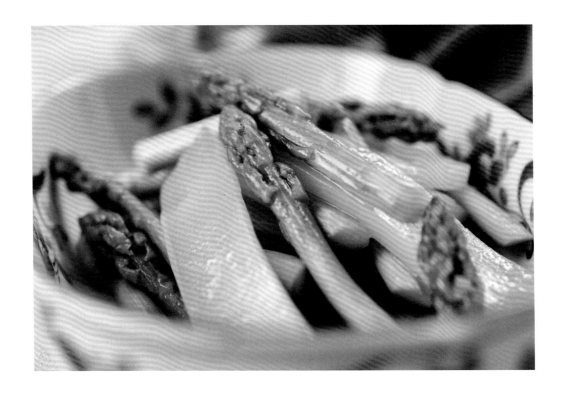

酒香芦笋素花枝 高纤维

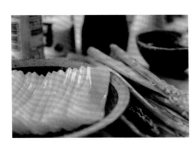

总热量 197 千卡

膳食纤维 6.4 克

占每日推荐膳食纤维摄入量 26%

食材：

芦笋 250 克

白魔芋片 150 克

黄酒 20 毫升

葡萄籽油 1 大匙

盐 1/2 茶匙

糖 1/3 茶匙

步骤：

1. 芦笋斜刀切段。

2. 在白魔芋片上划格子纹路，然后洗净备用。

3. 锅上中火，放1大匙葡萄籽油。

4. 放入白魔芋片翻炒。

5. 倒入黄酒，盖锅盖焖约5分钟。

6. 放入芦笋段，继续翻炒一会儿。

7. 加盐、糖调味。

酱茄子豆腐煲 高纤维

食材：

茄子 1 根，约 200 克　　黄豆酱 1.5 大匙

老豆腐 100 克　　　　　水 120 毫升

京葱白 30 克　　　　　　盐 适量

芝麻油 1 大匙

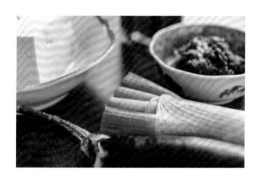

步骤：

1. 茄子切小块，用盐腌渍 10 分钟，洗净后挤干水。

2. 老豆腐切小块，京葱白切碎备用。

3. 锅上中火，放入芝麻油，加京葱白和茄子炒香。

4. 黄豆酱用水调开，倒入锅中。

5. 放入豆腐，小火焖煮约 15 分钟即可。

总热量 391 千卡

膳食纤维 11.3 克

占每日推荐膳食纤维摄入量 45%

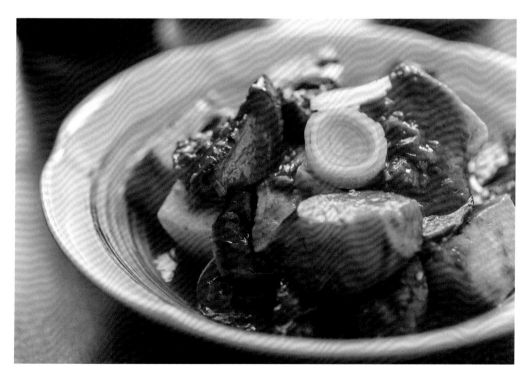

膳食纤维　　161

紫苏番茄牛油果 高纤维

食材：

牛油果 1/2 个

小番茄 100 克

橄榄油 1 大匙

紫苏 5 克

白芝麻 2 克

酒醋 2 茶匙

盐 2 克

总热量 313 千卡

膳食纤维 8.4 克

占每日推荐膳食纤维摄入量 34%

步骤：

1. 将小番茄和牛油果切块，紫苏切丝。

2. 将橄榄油、酒醋、盐混合调成酱汁。

3. 酱汁倒入小番茄、牛油果中拌匀。

4. 撒上紫苏丝和白芝麻即可。

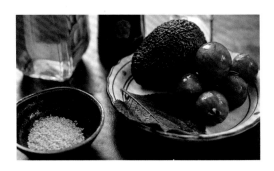

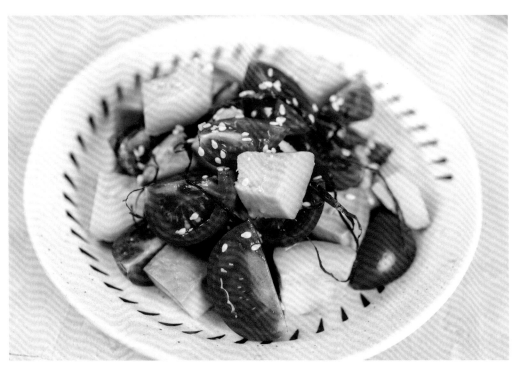

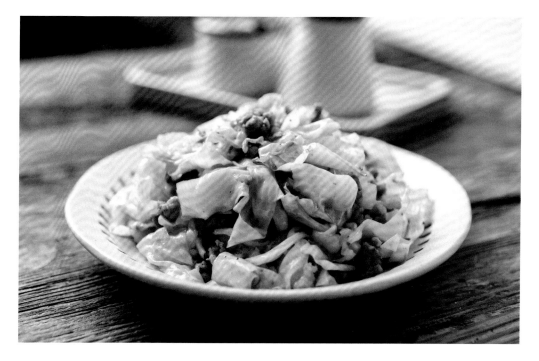

姜汁肉末卷心菜 高纤维

食材：

卷心菜 350 克	水 1 汤匙
肉末 50 克	生抽 1 茶匙
姜 10 克	葡萄籽油 2 茶匙
盐 1/2 茶匙	

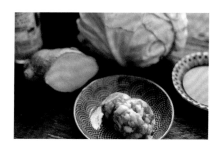

总热量 306 千卡

膳食纤维 7.2 克

占每日推荐膳食纤维摄入量 29%

步骤：

1. 将卷心菜剥开洗净，去除根部，切大片备用。

2. 姜切末备用。

3. 锅上中火，入油，放入姜末和肉末，翻炒一会儿。

4. 放入卷心菜，继续翻炒。

5. 加盐，加1汤匙水。

6. 转大火，盖锅盖焖1 ~ 2分钟。

7. 调入生抽，略翻炒即可出锅。

莴麦菜佐韩式辣酱 高纤维

食材：

莴麦菜 300 克

韩式辣椒酱 1 茶匙

芝麻酱 1 茶匙

芝麻油 1 茶匙

温水 2 茶匙

糖 1/2 茶匙

盐 适量

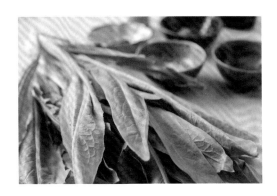

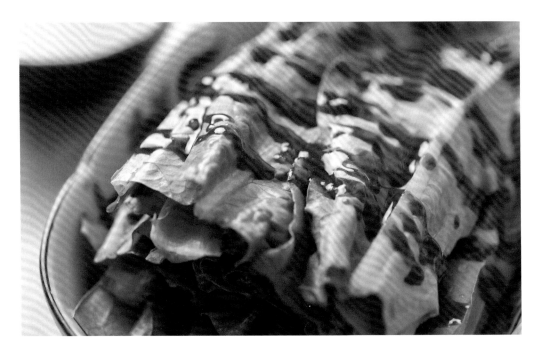

步骤：

1. 莴麦菜洗净装盘。

2. 将韩式辣椒酱、芝麻酱、芝麻油、温水和盐、糖混合调成酱汁，淋在莴麦菜上即可食用。

总热量 147 千卡

膳食纤维 7.7 克

占每日推荐膳食纤维摄入量 31%

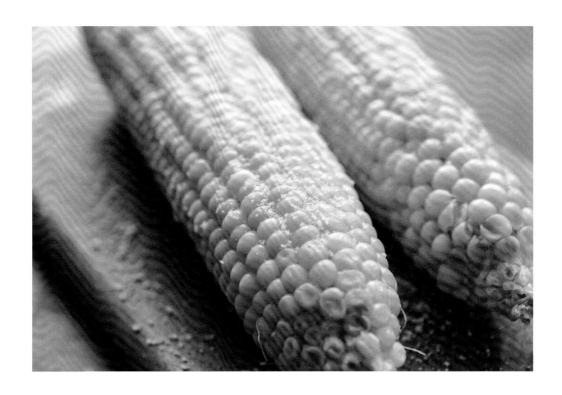

芝士烤玉米 高纤维

食材：

大玉米 2 根

盐 适量

芝士粉 10 克

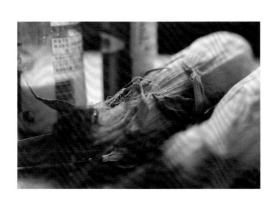

步骤：

1. 烤箱预热至180℃。

2. 将玉米用锡箔纸裹好，放入烤箱烤
   15 ~ 20分钟。

3. 拿出玉米，撒芝士粉和少许盐即成。

总热量 242 千卡

膳食纤维 7.6 克

占每日推荐膳食纤维摄入量 30%

苹果土豆沙拉 高纤维

食材：

土豆 150 克　　　　火腿 50 克

苹果 100 克　　　　美乃滋 20 克

甜青豆 20 克　　　　葡萄籽油 2 茶匙

步骤：

1. 土豆煮好切小丁，苹果和火腿切丁，甜青豆煮好沥干水。

2. 将土豆丁、苹果丁、火腿丁和甜青豆混合，拌入美乃滋、葡萄籽油即可。

总热量 456 千卡

膳食纤维 6.4 克

占每日推荐膳食纤维摄入量 26%

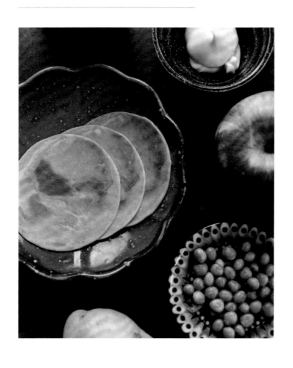

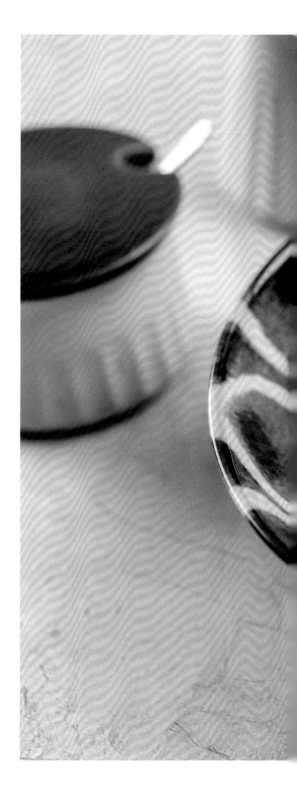

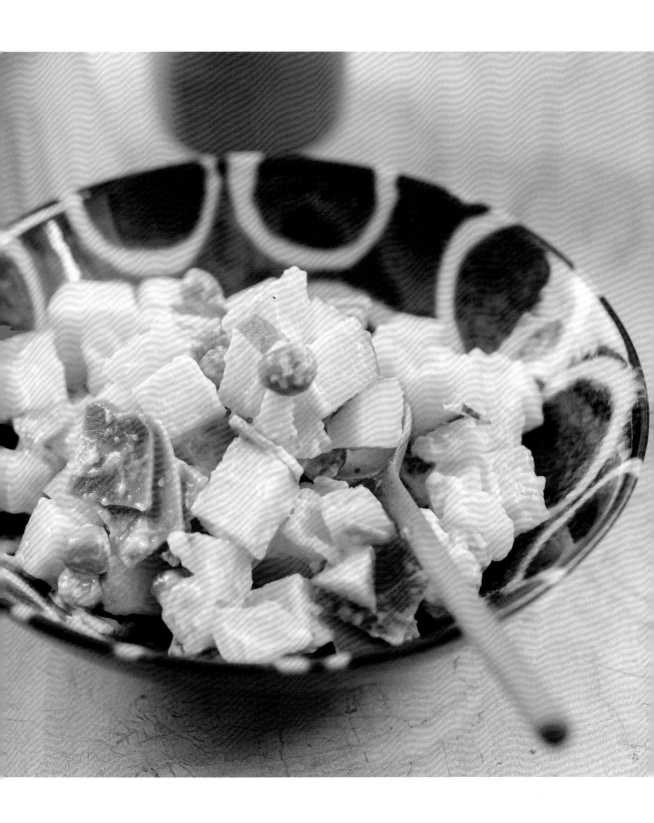

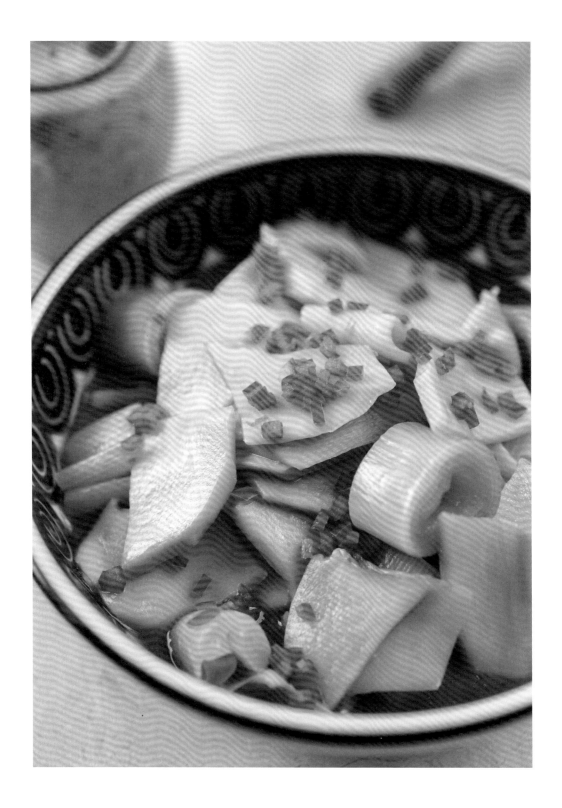

吃出健康瘦

葱焖杏鲍菇 高纤维

食材：

大葱 150 克

杏鲍菇 200 克

红烧酱油 2 茶匙

色拉油 2 茶匙

盐 2 克

水 1 碗

玉米淀粉 1 茶匙

红椒 适量

步骤：

1. 大葱切段（差不多指节长度）。

2. 杏鲍菇切片。

3. 锅上中火，入油，放入杏鲍菇片翻炒。

4. 加红烧酱油、盐，倒入大半碗水，放葱段，盖锅盖焖5 ~ 10分钟。

5. 将玉米淀粉与剩下的水调成汁，淋入锅中。

6. 起锅装盘，红椒切小碎，撒入作装饰。

总热量 267 千卡

膳食纤维 7.3 克

占每日推荐膳食纤维摄入量 29%

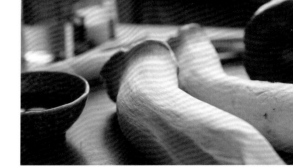

蒸姜味杂菇 高纤维

食材：

金针菇 150 克	盐 2 克
鲜香菇 100 克	料酒 1 茶匙
洋葱 50 克	芝麻油 2 茶匙
姜 5 克	黑胡椒粉 适量

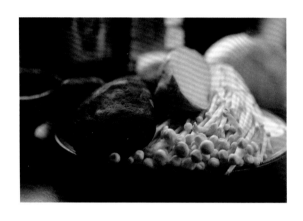

总热量 190 千卡

膳食纤维 7.2 克

占每日推荐膳食纤维摄入量 29%

步骤：

1. 鲜香菇、姜切片，洋葱切丝。

2. 将盐、料酒和芝麻油混合均匀，与金针菇、鲜香菇片、
   洋葱丝、姜片拌匀。

3. 锡箔纸做成盒子状，放入拌好的食材，折好。

4. 平底锅中放入锡箔纸包，倒入约200毫升的水。

5. 盖锅盖，大火煮，水开后转小火焖约10分钟。

6. 打开锡箔纸包，撒适量黑胡椒粉调味。

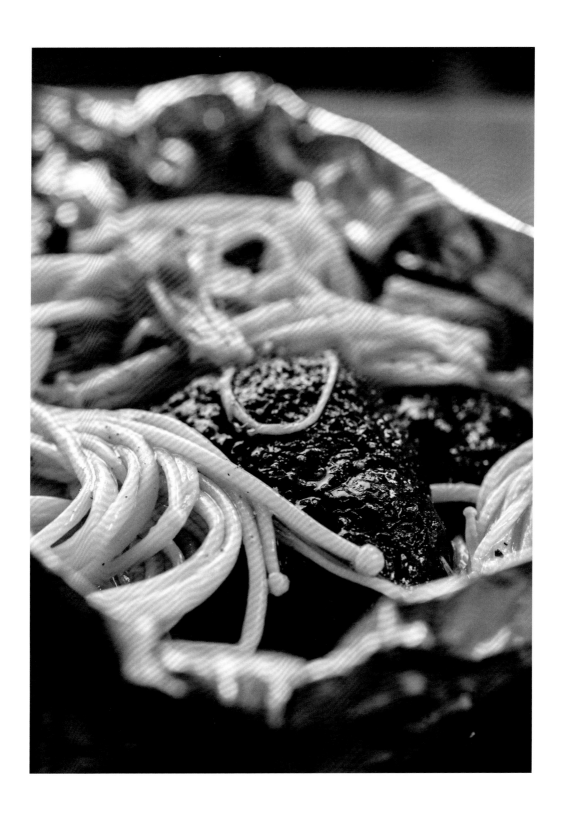

我们消化不好的时候怎么办

某天，在一个知名健康公号上看到一篇讲"养胃"的文章，我特别留心读了一下。

"流传的'养胃'方法，实际上没什么作用。

"就拿大家普遍觉得能'养胃'的白粥、面条来说，它们并不是'长期吃，能养胃'的食物。

"胃也是身体的一部分，需要平衡健康的膳食。总是吃白粥、软饭的话，容易造成营养不良，反而对胃不好。

"现代医学研究已经发现，所谓的'时不时需要养一下'的'老胃病'，有时是受幽门螺杆菌的影响，有时则是与社会心理因素相关的功能性肠胃病。

"胃本身有一套良好运转的黏膜防御和修复机制，吃什么并不会轻易给胃带来好的或者坏的影响。

"也就是说，胃不太那么容易被'养'。

"但这不意味着：只能眼睁睁地看着胃变坏。我们还是有办法让胃舒服点，让自己尽量远离一些严重的胃病的。"

我无意吐槽，不过觉得作者没弄清楚我们讲的"养"是何意。

说到"吃什么并不会轻易给胃带来好的或者坏的影响"，我个人对此并不太赞同。从整个人体代谢功能的角度来看，胃能消化多少，动力是否足够，吃了会不会胀气甚至腹痛，这些体感和吃什么还是有很大关系的。

比如与心理因素相关的肠胃病自然会带来吃东西不舒服的症状，那么反之，为了让肠胃先休息，得到更多的功能修复时间，是即使在现在，我们也会根据情况推荐喝粥的原因之一。养，是休养。

古人和中医如何讲粥

我不是学中医的，这里不班门弄斧，只是转贴信息。粥存在了这么久，我们可以先看看古人是怎么说的。

什么是粥？袁枚在《随园食单》中记载："见水不见米，非粥也；见米不见水，非粥也。必使水米融洽，柔腻如一，而后谓之粥。"

《本草纲目》中谷部第二十五卷粥部中提及：粥，《释名》为糜。煮米为糜，使糜烂也。粳米、籼米、粟米、粱米粥，甘温平补，无毒，利小便，止烦渴，养脾胃。莲子粉粥，健脾胃，止泄痢。菱实粉粥，益肠胃，解内热。薯芋粥，补肾精，固肠胃。菜粥，健胃益脾。茴香粥，和胃治疝。（从记载来看，古人还是用煮粥这种烹饪方法做了很多带有功效的食谱的。）

你到底要不要喝粥

从西方代谢健康的角度来看，喝粥和西式健康理念里建议不舒服先喝液体的道理是

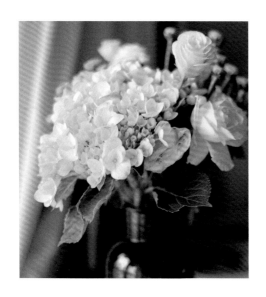

相似的，只不过后者给出的范围更广。

从热量角度来看，粥含有一定量的淀粉，热量高过其他水剂，又不含膳食纤维，进入血液很快，身体可以因此快速获得部分能量，而肠胃不需要做太多消化代谢的工作，因而得以"休息"，所以粥被认为是在人消化力弱的情况下一个不错的饮食选择。

因此我理解的"养胃"，更多的意思是让胃部休息，而不是修复黏膜。对于消化力弱的客人，我确实会推荐喝粥。

但是长久喝粥的确不是办法，主要是因为：粥热量太低，不足以维持人体代谢率，且品种单一，使养分摄入比例不均衡。

如果胃不舒服可以吃什么

这里还是选取了来自权威网站WEBMD的建议。推荐原则是：在胃不舒服的时候，给身体提供养分和能量的同时不给肠胃添加负担。但是如果你的胃总是不舒服，还要想想为什么，根据个人情况听取专业建议。

1. 从液体开始。

如果你不能很好地消化固体食物，那尝试吃它是没有意义的。所以这个时候液体更有用，可以尝试喝些运动饮料、清汤或椰子水等。它们含有钾、钙和钠（盐）等矿物质，能够有效补充部分养分，胃部感受也会比较舒适。

2. 尝试白米饭。

确保它是纯白米饭。野生米、糙米或黑米通常都是高纤维食物，难以消化，在胃部不适时尤其不适合食用。高淀粉、低纤维食物，如白米饭，可以帮助大便固形，并防止出现可能伴随胃病的腹泻。

3. 尝试香蕉。

香蕉易于消化并含有大量的钾。如果你有腹泻或呕吐症状，那么你可能已经开始流失这种重要的矿物质。

4. 尝试苹果酱。

通常是婴儿苹果酱，当然自己做的也可以。苹果酱易于消化并含有丰富的营养成分，包括果胶——一种水溶性膳食纤维，它可以帮助你排便，并能有效预防在胃部不舒服时发生的腹泻。

5. 尝试白吐司。

当胃部不适时，简单的白吐司比富含膳食纤维的全谷物更好。全谷物是一种高纤维食物，当你没有生病时吃它很好，但当你出现腹泻或恶心时，全谷物食物会让你感觉更糟。吃白吐司的道理和吃白米饭是相同的。这里不建议吃烤吐司，因为烤完后吐司中的水分丢失，不如不烤的好消化。

6. 下一步。

如果你觉得比较舒服了，可以开始考虑加一些根茎类蔬菜和部分优质蛋白质到餐盘里。如果在24 ~ 48小时内没有腹泻的话，可以再尝试添加一些水果和蔬菜。如果是中餐，我会建议你吃炖煮的鸡肉或蒸鱼，但是要清淡、少油。

7. 不要吃乳制品。

牛奶、奶酪和冰激凌都是肠胃不适时的禁忌。它们对你的身体来讲很难消化，部分原因是脂肪含量很高。脱脂酸奶可能会好一些，但如果要吃的话也要一点点添加，注意观察身体反应。

8. 不要吃油炸食品。

它们含有大量的油脂，因此难以消化。即使你胃部很健康，油炸食品对你也不是很好。如果胃部已经不舒服，那情况只会更糟糕。

9. 不要喝汽水。

气泡可能是一个问题，因为气体进入你的消化系统后，就如同大量的糖同时击中你一样，会使你的腹泻恶化。小口地喝无糖苏打水可能没问题。对于胃酸过多或胃酸敏感型人群，苏打水可能会部分缓解胃部不适。

10. 不要吃辛辣食物。

对于辛辣食物，你的消化系统可能需要更加努力地去消化它，这会使你的胃部变得更糟。坚持清淡饮食，直到你感觉好一点。

11. 不要吃生的水果和蔬菜。

当你健康时，吃这些生食是很棒的选择。但是当你胃部不适时，它们中的那些以往会让你大便通畅的膳食纤维，却会让事情变糟（如拉稀）。最好是等你感觉好些后，再将它们添加回你的饮食中。要从小分量的煮熟的蔬菜和鲜榨果汁开始慢慢回添。

12. 保持你的肚子"快乐"。

均衡的饮食和大量的蔬果都可以帮助你保持消化系统健康和免疫系统强大，并可以帮助你抵御可能会扰乱肠胃的"虫子"。还要注意，一些其他因素，比如酸的食物，如番茄、碳酸饮料及工作压力等，都会影响肠胃健康。

起因是有位客人在餐食中加了两天红薯后胃部锐痛。再后来是线上营里有位同学也出现了胃痛。

于是红薯变成了一枚"炮弹"。

我们在做营养餐时多处使用红薯，主要是因为红薯甜，又是高纤维根茎类蔬菜，而且大部分人都喜欢吃。

但是红薯有两大特性：一是高纤维，一个200克的红薯其膳食纤维含量达到6克，占每日推荐膳食纤维摄入量的24%；二是含有Mannitol（甘露醇）。这种名字后面跟了个"ol"，表示其属于糖酒精类（sugar alcohol），不是说吃多了会醉，而是对于肠胃敏感型人群，吃多点就容易出问题。比如mannitol、sorbitol（山梨糖醇），都属于这个类别。

出什么问题呢？表现会比较复杂，比较常见的是胃痛和胀气，肚子总是咕噜咕噜的。

含有甘露醇的蔬果除了红薯，还有白花菜、蘑菇、西芹、西瓜、青豆，等等。吃红

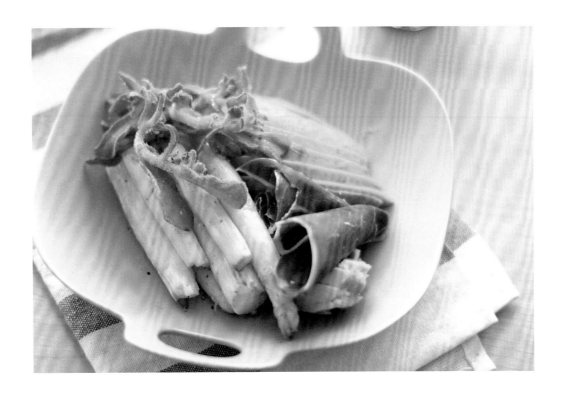

薯会不舒服的人要注意，你们也有可能对其他含有甘露醇的食物敏感不耐受，不过表现程度也许不太一样。吃这类食物时都要小心。

临床上，现在常会听到一个词，叫IBS（肠易激综合征）。其症状包括腹胀、有气体、腹泻和腹痛。身体长期处于这种情况下，可能会出现维生素和矿物质缺乏，或是原因不明的体重减轻问题。除了IBS，容易使胃部产生不适的几种症候群还有SIBO、肠漏综合征（Leaky gut），有这些综合征的人群都应对红薯有所"忌惮"。

肠漏综合征的症状包括腹胀、有气体、胃痉挛、食物不耐受以及有疼痛感等。这是一个医学谜团。克利夫兰诊所人类营养中心主任、肠胃病学家唐纳德·柯比说："从医生的角度来看，这是一个模糊领域。其实医生对肠道（这是我们最大的免疫系统器官）了解不足。肠漏综合征不包括在医学院的诊断学里。但是，如果有以上症状，确实意味着医生仍然需要做出诊断。"柯比说，"希望你的医生是一名足够厉害的'福尔摩斯'，但有时候真的很难做出诊断。"

目前医学上对于肠漏综合征还处于搞不清楚情况的状态。而通常对于SIBO的调理治疗方法则是使用抗生素、益生菌，以及低FODMAP饮食法。对于IBS，则主要以减轻症状为主，配合益生菌以及饮食法。这里我们主要讲一下平日即可操作的低FODMAP饮食法。

FODMAPs是一组可发酵的碳水化合物，可加重敏感人群的肠道症状。低FODMAP饮食法是指避开使用含有以下成分的食材：可发酵（F）的寡糖（O）、双糖（D）、单糖（M）和糖醇（P）。甘露醇就属于糖醇。

- 可发酵的寡糖：小麦、黑麦、豆类和各种水果、蔬菜，例如大蒜和洋葱；
- 可发酵的双糖：牛奶、酸奶和软奶酪，乳糖是此类中产生问题的主要碳水化合物；
- 可发酵的单糖：各种水果（包括无花果和芒果）和甜味剂，例如蜂蜜和龙舌兰花蜜，果糖是此类中产生问题的主要碳水化合物；
- 可发酵的多元醇/糖醇：某些蔬菜和水果（包括黑莓和荔枝），以及一些低热量的甜味剂，例如无糖口香糖中的甜味剂。

不管怎样，吃红薯胃痛的这部分人要注意啦，你吃以上这些食物也有可能不舒服，所以自己要多留意。

吃红薯胃痛但还想瘦身的人，需要仔细关注自己的餐盘，必要的时候要向专业人员求助。

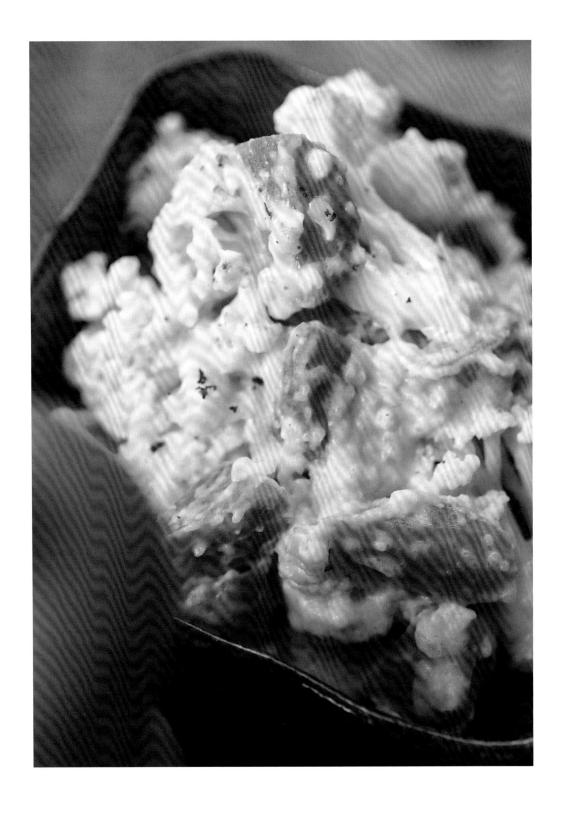

吃出健康瘦

奶汁炖烤花菜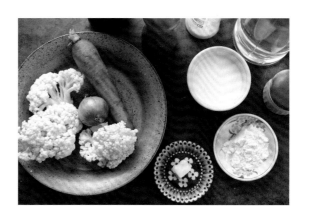

食材：

白花菜 120 克

胡萝卜 50 克

小洋葱 20 克

葡萄籽油 1 茶匙

黄油 10 克

面粉 10 克

冷牛奶 120 毫升

水 60 毫升

盐 4 克

黑胡椒粉 2 克

步骤：

1. 小洋葱切碎，胡萝卜和白花菜切块。

2. 葡萄籽油入锅，将切好的小洋葱、胡萝卜和白花菜炒香。

3. 另用一个小锅放入黄油和面粉，小火炒至糊状。

4. 慢慢倒入冷牛奶，搅拌均匀。

5. 将炒香的蔬菜倒入小锅，加水。

6. 用盐和黑胡椒粉调味。

7. 煮至蔬菜软糯即可出锅。

总热量 287 千卡

膳食纤维 4.7 克

占每日推荐膳食纤维摄入量 19%

烤番茄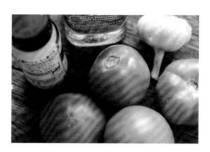

食材：

整番茄 4 个

蒜 2 粒

橄榄油 1 大匙

盐 1/2 ~ 1 茶匙

总热量 194 千卡

膳食纤维 4.5 克

占每日推荐膳食纤维摄入量 18%

步骤：

1. 烤箱预热至180℃。

2. 在番茄上以间隔1厘米的距离划出划痕。

3. 蒜切片，塞入划痕中。

4. 将番茄放在烤盘上，淋橄榄油，撒盐。

5. 放入烤箱，烤约15分钟。

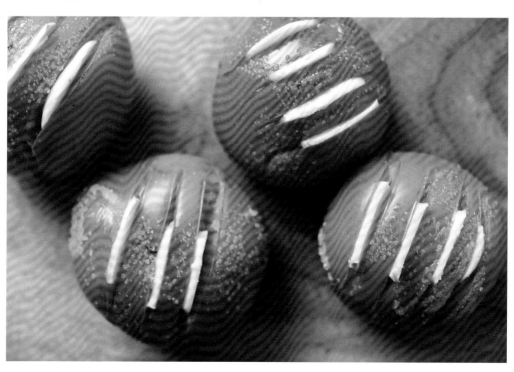

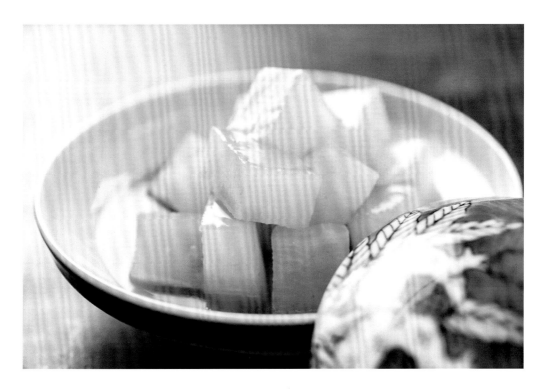

高汤煨萝卜 低纤维

食材：

白萝卜 300 克

鸡油 15 克

鲍鱼汁 2 大匙

玉米淀粉 1 茶匙

水 3 大匙

步骤：

1. 白萝卜切大块。

2. 锅中放入鸡油，煎出油。

3. 倒入萝卜块。

4. 加鲍鱼汁和水，小火煮入味。

5. 将玉米淀粉用水调成芡汁，倒入锅中，关火盛盘。

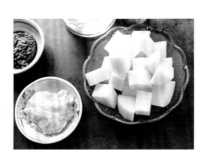

总热量 250 千卡

膳食纤维 4.8 克

占每日推荐膳食纤维摄入量 19%

韩式节瓜豆腐煲 低纤维

食材：

蛤蜊 50 克

老豆腐 150 克

节瓜 / 西葫芦 100 克

韩式黄豆酱 10 克

料酒 1 茶匙

盐 3 克

蒜 3 克

芝麻油 1 茶匙

红辣椒碎 少许

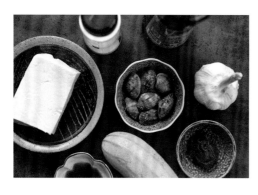

总热量 334 千卡

膳食纤维 5 克

占每日推荐膳食纤维摄入量 20%

步骤：

1. 蛤蜊洗净沥干，老豆腐切块，节瓜切厚片。

2. 锅中放水和料酒，放入蛤蜊。

3. 将韩式黄豆酱用少许水化开放入锅中。

4. 煮开后，放入豆腐块、节瓜片和蒜，放盐调味。

5. 出锅前淋芝麻油，放少许红辣椒碎即可。

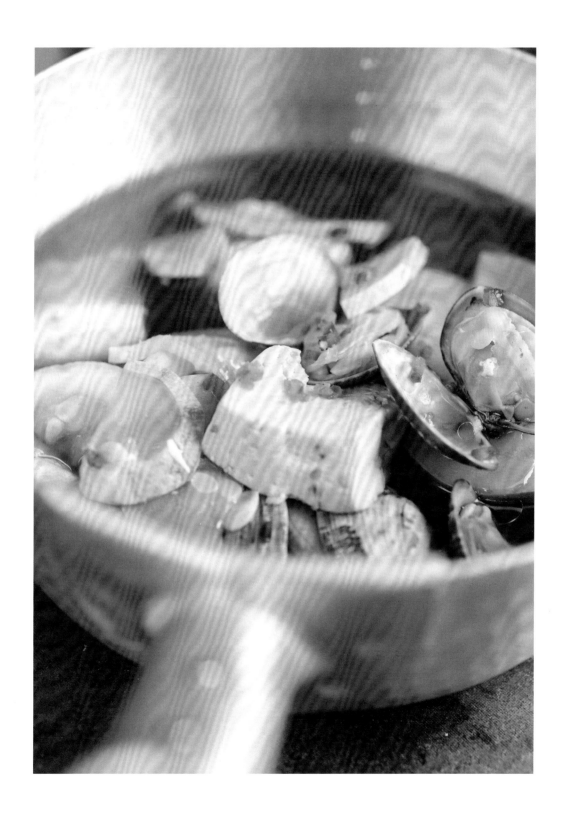

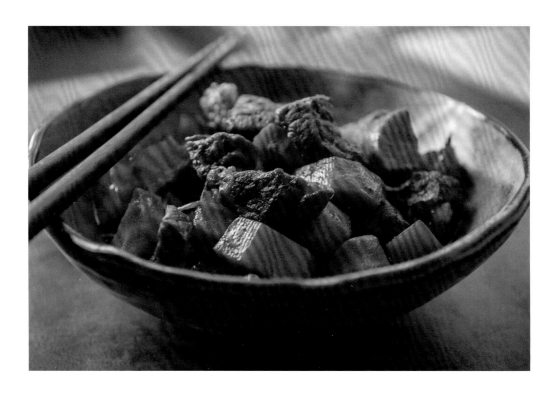

牛腩炖胡萝卜 低纤维

食材：

胡萝卜 150 克	料酒 1 大匙
牛腩 100 克	玉米油 1 大匙
姜片 3 克	水 500 毫升
八角 2 克	盐 3 克
生抽 2 大匙	

步骤：

1. 牛腩切块，胡萝卜切块。

2. 锅中放 1 大匙玉米油，加姜片，然后放入牛腩块炒香。

3. 倒入料酒，依次放入八角、生抽和盐，最后加入 500 毫升水。

4. 煮开后转小火焖约 30 分钟。

5. 放入胡萝卜块再炖约 20 分钟即可。

总热量 327 千卡

膳食纤维 4.2 克

占每日推荐膳食纤维摄入量 17%

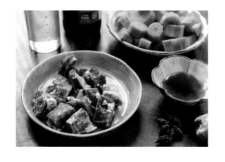

火腿哈密瓜卷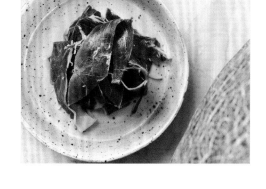

食材：

意式生火腿 100 克

哈密瓜 300 克

步骤：

1. 生火腿切薄片，哈密瓜切中等大小的条。

2. 用生火腿卷起哈密瓜条，摆盘即可。

总热量 308 千卡

膳食纤维 2.4 克

占每日推荐膳食纤维摄入量 10%

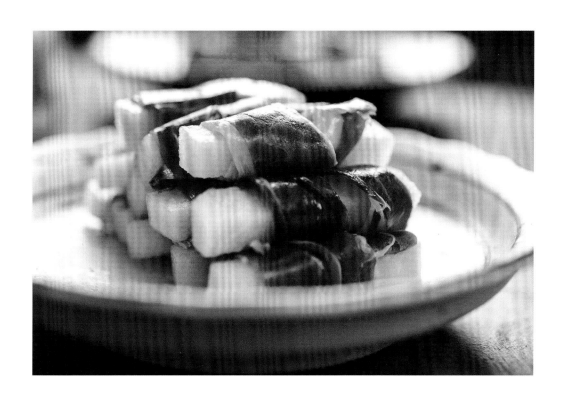

日式牛肉饭 低纤维

食材：

肥牛片 80 克	糖 2 克
洋葱 100 克	料酒 1 大匙
玉米油 1 茶匙	水 50 毫升
生抽 2 大匙	米饭 120 克

总热量 495 千卡

膳食纤维 1.4 克

占每日推荐膳食纤维摄入量 6%

步骤：

1. 洋葱切丝，肥牛片擦干水。

2. 锅上中火，放入玉米油，将洋葱丝炒香、炒软。

3. 放入肥牛片，倒入料酒、生抽，放糖调味，注水，小火焖煮 5 分钟。

4. 关火盛出，铺在米饭上。可配点红姜片食用。

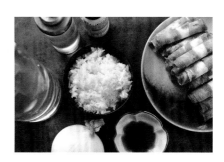

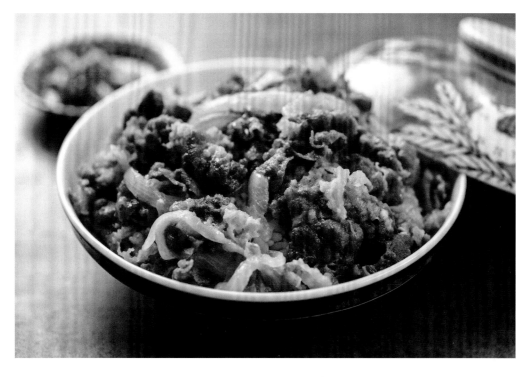

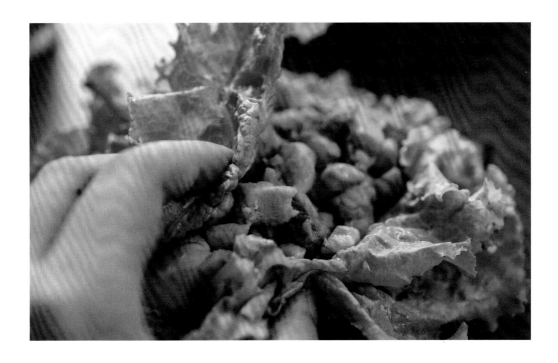

生菜鸡肉包 低纤维

食材：

无皮鸡腿肉 200 克　　水 2 大匙
芝麻油 1 茶匙　　　　姜丝 3 克
生抽 1 大匙　　　　　盐 2 克
料酒 1 大匙　　　　　生菜 1 棵
玉米淀粉 1 茶匙

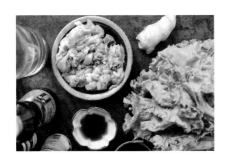

步骤：

1. 鸡腿肉切 2 厘米大小的块，用生抽、料酒和玉米淀粉拌匀，腌渍一会儿。

2. 生菜洗净，沥干水，备用。

3. 锅上中火，放入 1 茶匙芝麻油，加姜丝，倒入鸡肉炒香。

4. 加水焖煮，加盐调味。

5. 待鸡肉熟透后关火。取一片生菜，用生菜包裹鸡肉食用。

总热量 267 千卡

膳食纤维 0.2 克

占每日推荐膳食纤维摄入量 1%

西班牙蒜香蘑菇虾仁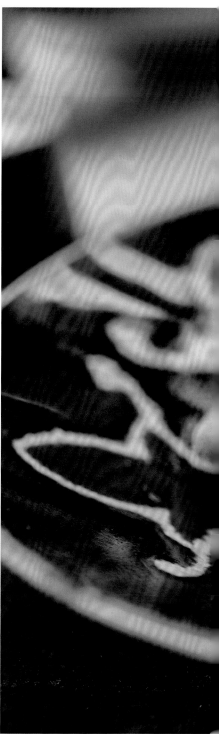

低纤维

食材：

白圆蘑 50 克

大虾仁 200 克

蒜 10 克

盐 2 克

橄榄油 1 大匙

西班牙辣椒粉 适量

步骤：

1. 虾仁擦干水，白圆蘑破4瓣，蒜切片。

2. 锅上中火，加1大匙橄榄油，放入白圆蘑和蒜片炒香。

3. 放入大虾仁，用盐调味。

4. 根据个人口味调入西班牙辣椒粉，出香味关火。

总热量 358 千卡

膳食纤维 0.7 克

占每日推荐膳食纤维摄入量 3%

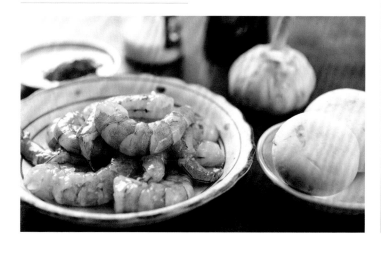

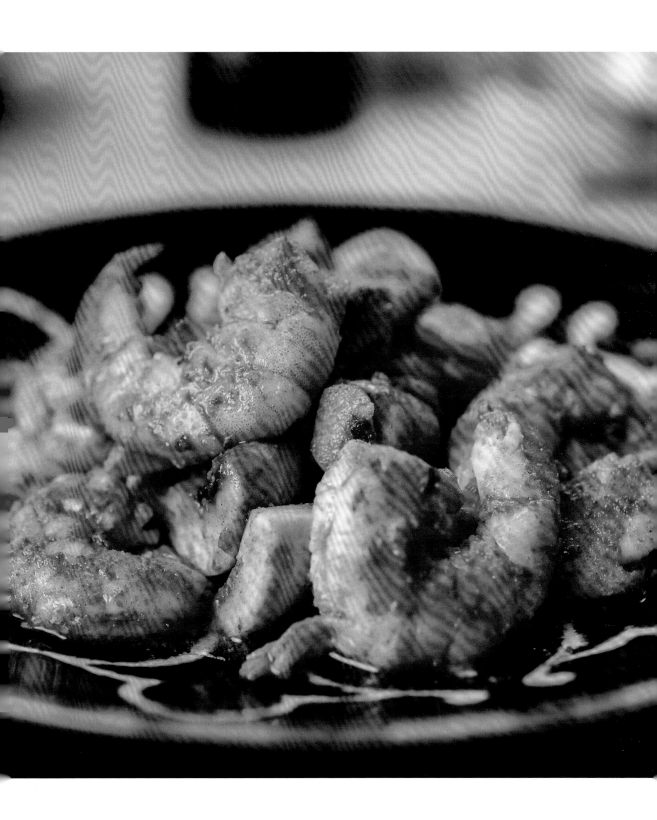

淡味麻婆豆腐粉丝煲 低纤维

食材：

嫩豆腐 150 克

红薯粉丝 30 克

无油豆瓣酱 10 克

玉米油 1 大匙

生抽 1 大匙

蒜末 2 克

盐 2 克

水 150 毫升

糖 2 克

葱末 适量

步骤：

1. 粉丝泡软剪成段，豆腐切块沥去水。

2. 锅上中火，放 1 大匙玉米油，放入无油豆瓣酱，炒香。

3. 加水煮开后，放入豆腐块，然后依次加入蒜末、生抽、盐和糖。

4. 小火焖煮约 10 分钟，放入粉丝煮软。

5. 装盘后撒适量葱末。

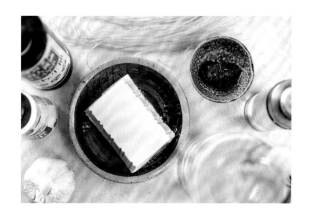

总热量 355 千卡

膳食纤维 1.4 克

占每日推荐膳食纤维摄入量 5%

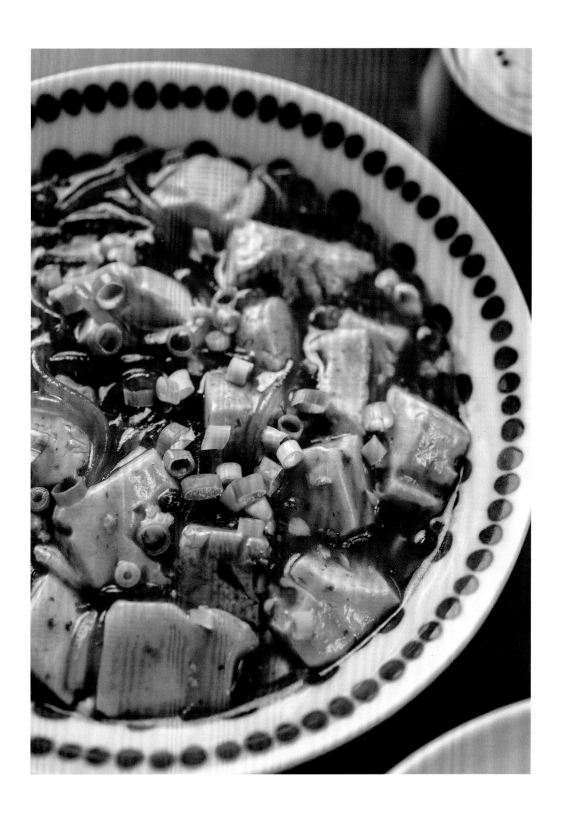

健康不是『治愈』，而是『共生』

7

Chapter
饮品和汤品

在2019年，我失去了生命中对我很重要的一位亲人。紧接着回到美国，又得知另一位亲人生病的消息。这其中感受到的冲击、心情的复杂甚至挫败感，大约只有我自己懂。

心里难过，也因此产生了很多感想。

我们总想着现在医疗手段先进了，很多罕见的疾病都能被治愈，所以我们可以更用力地享受生活。而在健康这件事上，又总是无意识地将"治愈"与"健康"划等号，这导致我们平日对自身的关注不够，到了真正生病的时候又急急忙忙求医希望被治愈，而在不能被完全治愈的时候心情又往往失落沮丧，连带着失去希望。

其实真正的健康，是一种相对的健康，是认识到身体在逐渐衰老，允许它偶尔出错的一种健康的身心状态。

身体不可逆，请接受它越来越不行的事实。

我们的免疫系统在成年后一直是"走低"的，器官会慢慢老化，这都是事实，无须争辩。我们努力恢复的状态，只是在这个年龄段里不错的状态，如果能够好一点则更好，但回不到"出厂设置"。

这么说什么意思呢？意思是指，身体的承受力和能力是有限的，尤其对于成年人来讲。将身体的状态调整至八成好，花六成力，这是蛮好的事；但如果一定想要调整到九成好，而且知道必须花十成力，但也未必能很好地维护下去，你会因此产生焦虑，而这种焦虑只会让调整进度更加缓慢。

所以对身体请量力而为，别强迫，别施加过大的压力，它可能会垮掉的。允许一些微恙状态并与之"共生共存"，坦然接受，不要让它更糟糕，就是蛮好的状态。

比如我自己最近频繁地飞来飞去造成肩颈不舒服，但是发现每日好好做舒展可以缓解一部分，那么暂时这样就挺好了。我没有更多精力和时间将它恢复到百分之百的舒服，但是我不用因此而紧张焦虑，我需要做的是留意它，不要让它更糟糕，再寻找机会做调整。

我们是不是都有过那种一直紧绷着好像不会生病，但是紧张期一过，一放松就倒下的时候？

我曾经在某次活动里分享过这一段。当身体面临压力时，会释放皮质醇这种压力激素，压力激素让你全神贯注、集中精力应对压力。身体能量配比有限，这个时候它也就关注不到其他事，比如病原体入侵时，炎症反应这个警钟会被迫关掉。

但是当你一卸力，激素水平回到常态，可能立刻四处"警钟大作"。如果身体状态本来就不好，有可能好几种炎症反应一起发生，这就不难理解为什么你会倒下了。当然，发炎／发烧都还是相对比较好的状况，更糟糕的状况，我不说你也明白。

身体确实可以承担压力带来的透支，但是透支多少，事后是否补得上透支的部分，则要看情况了。毕竟我们是顺着身体机能逐步下降的时间轴透支的，那么身体补救能力逐渐变差也是可以理解的。

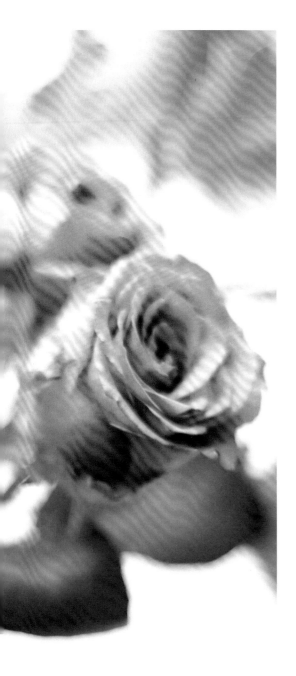

我的客人以及我身边的朋友，甚至包括我自己，有时都会说，过阵子就好了，等事情过去就会好一点。我也在反省这种想法。寄希望于身体能力越来越弱的未来，还不如在当下当机立断做更有力的取舍，毕竟身体才是一切的根本，失去了它你还能做什么呢？

而如果你真的没有办法在当下做任何对身体更好的选择，那么也请坦然面对体力透支和长期焦虑带来的后果。在此基础上，再寻求让其改善一点的方法。而不是在事后焦虑怎么才能赶快好，责怪它为什么不能很快好起来，或者使用太多外力手段强迫其达到某个理想状态。

就我的理解，"共生"的意思是，face it and live with it。

"共生"这个词虽然我一直知道，却是在这几天里突然懂得的。身体这台机器不是完美无缺的，我们出生的时候它就不是，未来它也不会是。允许它有问题，允许它出状况，接纳它的状况，是能够给予它最大的尊重。这个尊重程度远远超过"治愈"。在此尊重的基础上慢慢改善它，它才会一直不错地为你所用。

尊重你的身体，因为这是你唯一拥有的。

饮品与汤品

喝果汁 到底能不能

在这里，饮品我主要讲三种：蔬果汁、蔬果昔和杂粮浆。

这是我自己比较认可的饮品，要求是只有天然的甜味，没有其他添加的甜的味道。你会发现，哪怕是用很甜的水果做鲜榨果汁，与加了糖浆的饮料相比，也是两种完全不同的风味，而且它们对于身体的影响也是天差地别的。

我这样讲的时候，很多人可能会问到关于果糖的问题。在找我做健康管理的客人中，10位有9位会问我，能吃很甜的水果吗？鲜榨果汁不能喝吧？果糖那么厉害……

我的观点是这样的。如果一定要排个优先级的话，那么一定是水果排第一，使用了水果的蔬果汁或是蔬果昔排第二，最后是纯的鲜榨果汁。但即使是排最后一位，由于其天然来源和本身富含的维生素，它也远远好过其他市售的罐装饮料。

在没有健康症状困扰，且无须避开高纯度果糖摄入的情况下，即使是鲜榨果汁，也是有益无害的。更重要的是看你如何喝它。如果你是在吃了很饱足的一顿晚餐之后，再来一大杯鲜榨纯橙汁或是菠萝汁，那么果糖在这里肯定起不到什么非常有益的作用。或者，血糖水平偏高的人在很饿的状态下，喝一大杯纯橙汁，也确实是很容易引起血糖紊乱的。

我曾经参与过一个断食体验，就是在5天的时间里，只能喝鲜榨果汁。5天后，每个人都会掉重。这证明果糖本身并不会制造问题。因为在断食过程中，摄入的果糖全都被身体转化为能量用掉了。一杯350毫升的鲜榨纯橙汁的热量是165千卡，而加了蔬菜的蔬果汁热量就更低了（这里就不标注热量了，没有太大必要，再多也不会超过这杯纯橙汁的热量）。

身体是需要热量的，不是一味地减少摄入热量就可以更健康的。

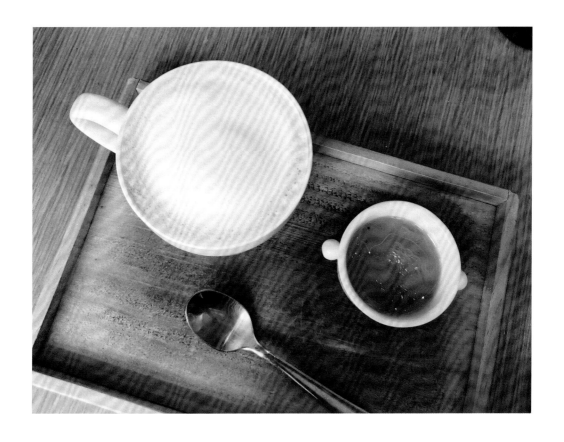

原汁机，还是破壁机

总有朋友问我蔬果汁的关联问题，涉及机器的不外乎这几个。

"请问用什么机器好呢？""我到底应该买原汁机还是破壁机呢？""有没有什么牌子可以推荐？"

要求很急迫啊。

原汁机制作的蔬果汁比较清透，破壁机制作的蔬果昔比较稠厚，这是因为一个基本无渣，一个有渣。

原汁机 / Slow speed juicer or Cold press juicer

原汁机的工作原理，大致是通过慢速的搅拌、挤压来做到渣汁分离。原汁机通常都配有粗网和细网两种滤网，方便选择。顾名思义，细网的渣滓少，得到的主要是汁，粗网的渣滓多，榨出的果汁颗粒略多且比较稠厚。

与之前的高速榨汁机相比，原汁机虽然速度慢了，但是出汁率更高，渣滓更干，水果氧化的程度也较小，所以榨汁过程中产生的泡沫也少。

目前原汁机的牌子多到数不清，不过旋转挤压的原理都是相同的，其他部分的"比拼"主要是底座材质、滤网做工、宽／窄口、是否可操作冰沙等。老一代机器都没有宽口和做冰沙的功能，很多新机器有。

优点在于：
- 原汁机榨出的蔬果汁无添加，且无多余糖分，大大优于市售的加工饮品；
- 蔬果汁保留了更丰富的维生素和矿物质（但我不建议只喝纯果汁）；
- 原汁机可以磨豆浆。

缺点在于：
- 浪费，确实会丢弃很多蔬果的膳食纤维；
- 蔬果汁的储存时间短；
- 滤网清洗较为麻烦；
- 蔬果汁无法提供饱腹感。

我不喜欢喝带渣渣的饮品，对于那些水分充足且脆脆的蔬果来说，我很喜欢用它们来榨汁，喝起来更清爽。可以用它们来代替水和其他饮品，因为没有饱腹感，喝完还可以吃点别的。

破壁机／Powerful blender

如果你用破壁机的名字在英文网页中寻找这类机器，恐怕是要失望的。没有专门一类这样的机器给你选。

目前我也没有深究过这个名字背后的科学依据，但是因为大功率、好刀头、好杯型的特性，破壁机确实可以将食材打得十分顺滑、无颗粒，达到完美的奶昔／果昔效果。也因为这样，很多不喜欢吃的、吃不下的、咬不动的蔬果，通通可以放在一起，打！打！

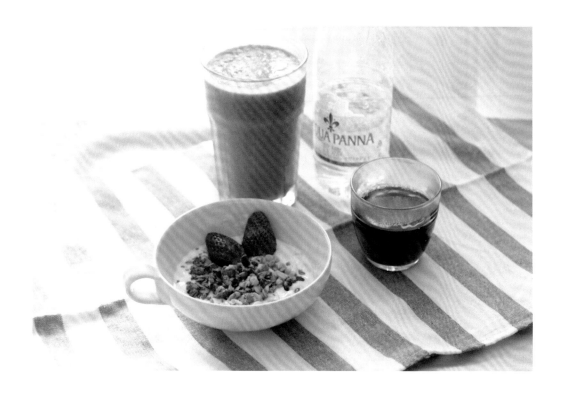

打！最后变成一杯，咕咚咕咚喝下去了事。这就是破壁机的魅力所在。

破壁机的牌子也是千千万。一个好的破壁机需要功率到位，刀头造型和锋利度到位，杯型也要精心设计过，才能够在最短时间内最大限度地将食材完全粉碎。

如果你从不打那些不好粉碎的食材，比如籽，或蔬果皮之类的，以上说的这些你可以不用有太多要求。

优点在于：

· 破壁机能做到将蔬果的养分保留至最大化；
· 破壁机对食材的要求较低，只要能打碎的东西基本上都可以丢进去；

- 破壁机打出的蔬果昔能提供饱腹感；
- 破壁机清洗更方便。

缺点在于：
- 蔬果昔提供强劲的饱腹感，喝了以后很难再吃下别的；
- 破壁机打出的蔬果昔保留有高纤维，对人体消化能力和代谢能力都是较大的挑战，所以消化不好的人不建议多用破壁机；
- 由于马达转动会升温，所以在制作蔬果昔时，必须加冰增加稠度并给马达降温，否则氧化速度太快，蔬果昔的卖相也会受到影响。

我个人的使用心得是，那些不好用来渣汁分离的蔬果都比较适合做蔬果昔，也就是用破壁机做；但是因为太稠厚，口感并不很讨喜；做蔬果昔时要加冰，一来控制稠度，二来必须加冰以减缓氧化。

我更喜欢用破壁机做浓汤，这也是破壁机的优点之一，冷热均可。当然，破壁机本来就是厨房工具的一种，和其他搅拌器属于一类，只是动力更强劲（至少在我看来是这样）。如果你家中没有搅拌器，倒是可以首先考虑添置一个破壁机，毕竟一个好的破壁机基本什么都可以搅拌。

最后我的总结是：没得比，也不要比，根据自己的需要下手买就好了。

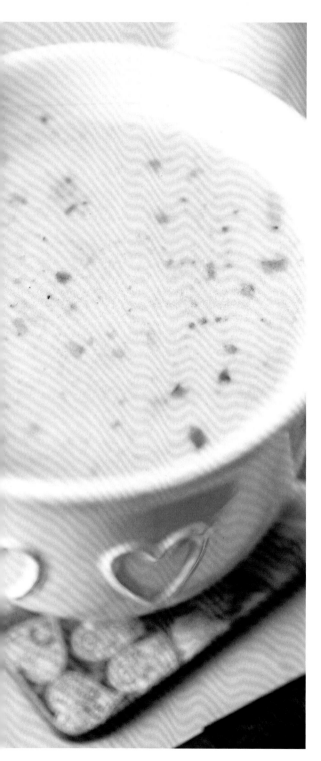

杏仁糙米浆 饮品

食材：

杏仁 50 克

有机混合米 50 克

纯净水 600 毫升

步骤：

1. 杏仁和米分别用300毫升的纯净水浸泡过夜。
2. 杏仁和米分别连水一起煮开。
3. 倒入破壁机，打匀即可。

总热量 233 千卡

脂肪 13.2 克

碳水化合物 24.4 克

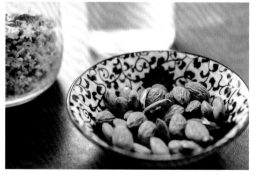

胡萝卜梨汁 饮品

食材：

胡萝卜 1 根

梨 1 个

柠檬 1/4 个

步骤：

1.胡萝卜、梨清洗后切成合适大小的块。

2.所有食材放入原汁机，榨汁即可。

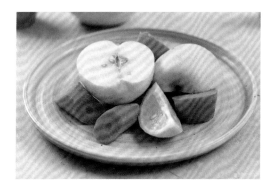

总热量 164 千卡

脂肪 0.5 克

碳水化合物 33.6 克

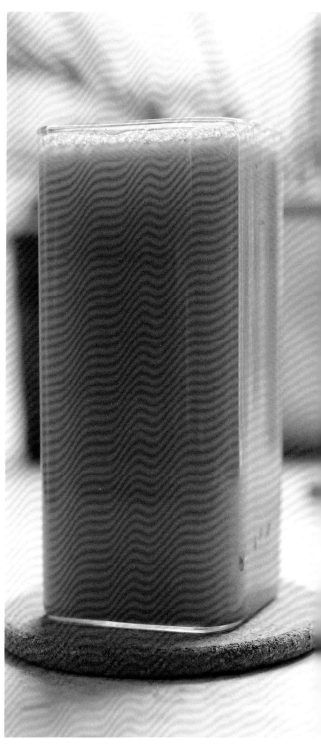

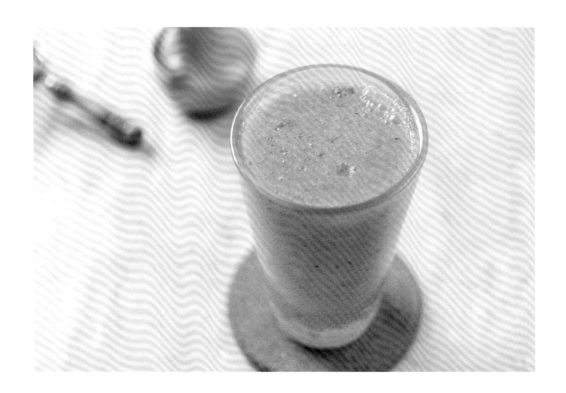

番茄苹果昔 饮品

食材：

番茄 1 个

苹果 1/2 个

柠檬汁 1 大匙

冰块 适量

水 150 毫升

总热量 92 千卡

脂肪 0.6 克

碳水化合物 23 克

步骤：

1. 番茄、苹果清洗后切成合适大小的块。

2. 所有食材放入破壁机打匀即可。

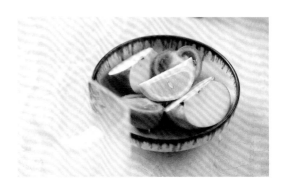

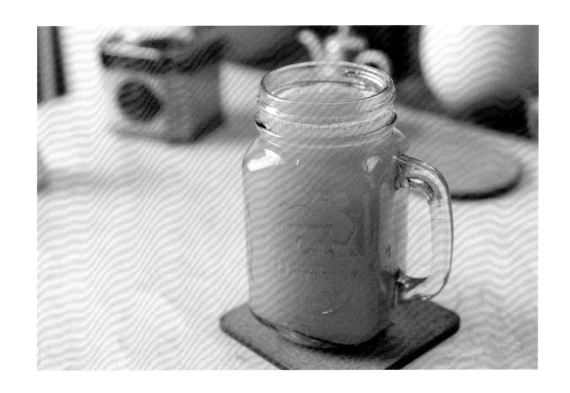

西芹苹果梨汁 饮品

食材：

西芹 2 根

苹果 1/2 个

梨 1 个

柠檬 1/4 个

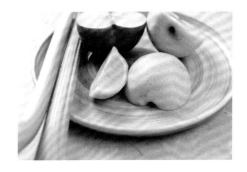

步骤：

1. 西芹、苹果、梨清洗后切成合适大小的段或块。

2. 食材全部放入原汁机中，榨汁即可。

总热量 198 千卡

脂肪 0.7 克

碳水化合物 43.8 克

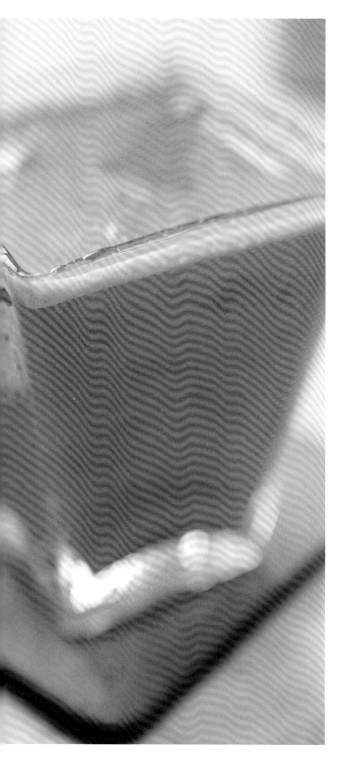

胡萝卜橙姜

食材：

胡萝卜 1 根

橙子 1 个

姜 3 克

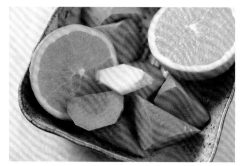

步骤：

1. 胡萝卜、橙子清洗后切成合适大小的块。

2. 所有食材放入榨汁机，榨汁即可。

总热量 115 千卡

脂肪 0.4 克

碳水化合物 22.8 克

黄瓜橙柠昔

食材：

黄瓜 1/2根

橙子 1个

柠檬 1/2个

冰块 适量

步骤：

1. 黄瓜、橙子、柠檬清洗后切成大小合适的块。

2. 所有食材放入破壁机打匀即可。

总热量 119 千卡

脂肪 0.7 克

碳水化合物 21.1 克

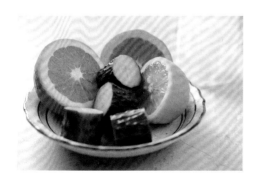

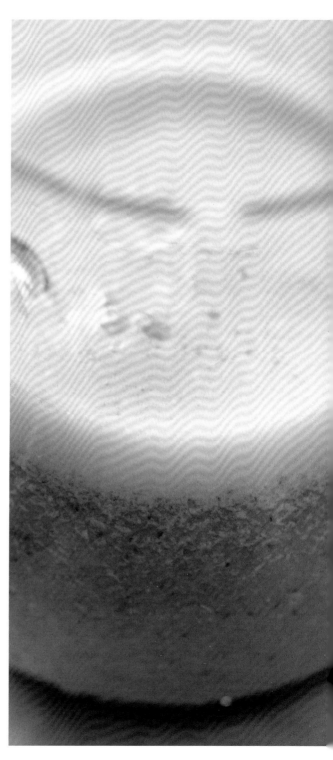

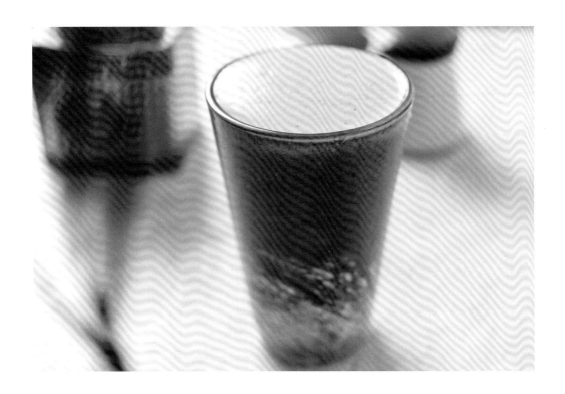

花生黑米浆

食材:

花生 50 克

有机黑米 50 克

纯净水 600 毫升

步骤:

1. 将花生和黑米分别用300毫升纯净水浸泡过夜。

2. 花生、黑米分别连水一起煮开。

3. 倒入破壁机,搅打至顺滑即可。

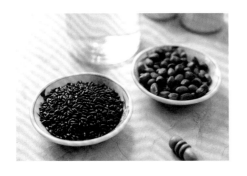

总热量 234 千卡

脂肪 13 克

碳水化合物 20.3 克

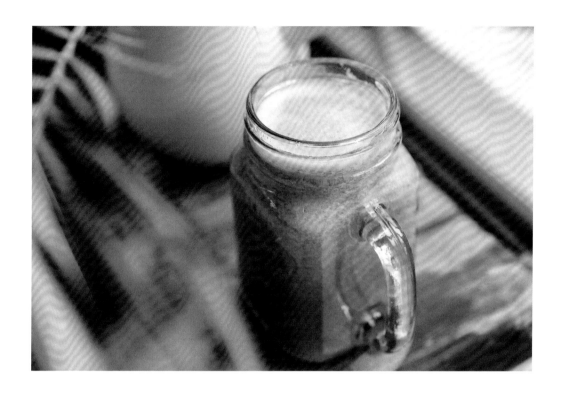

西蓝花甜瓜昔

食材：

西蓝花 20 克

甜瓜 100 克

柠檬汁 1 大匙

冰块 适量

水 150 毫升

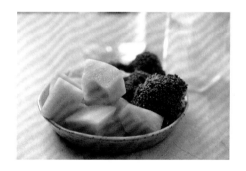

步骤：

1.西蓝花、甜瓜清洗后处理成合适大小的块。

2.所有食材放入破壁机打匀即可。

总热量 37 千卡

脂肪 0.7 克

碳水化合物 8.9 克

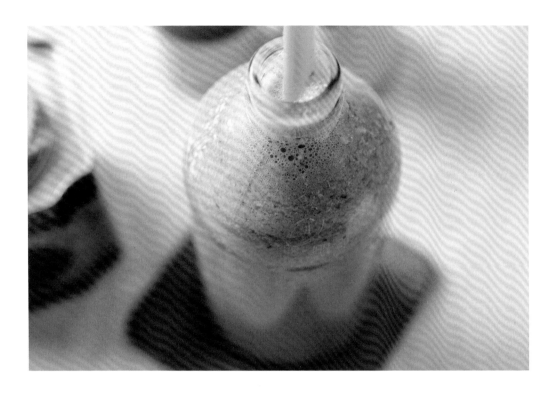

菠菜核桃昔 饮品

食材：

菠菜 20 克

核桃 6 克

苹果 60 克

冰块 适量

水 150 毫升

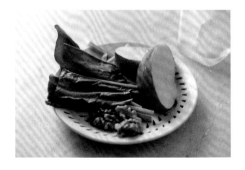

总热量 75 千卡

脂肪 4.1 克

碳水化合物 9.8 克

步骤：

1. 菠菜、苹果清洗后处理成合适大小的段或
   块，剥取核桃仁并洗净。

2. 所有食材放入破壁机，打匀即可。

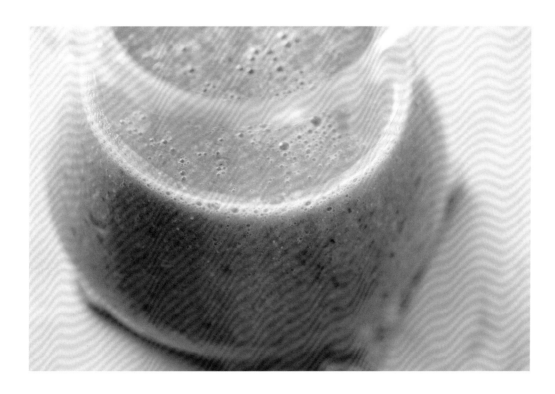

红豆薏仁浆

 食材：

红豆 50 克

薏仁 50 克

纯净水 600 毫升

步骤：

1. 红豆和薏仁分别用300毫升纯净水浸泡过夜。

2. 红豆和薏仁分别连水一起煮开。

3. 倒入破壁机，打匀即可。

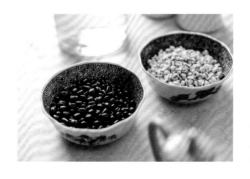

总热量 175 千卡

脂肪 0.6 克

碳水化合物 35.1 克

迷恋骨头汤 当全世界都开始

国外的健康网站现在开始推荐骨头汤了，就是大骨汤那种。

有一种新的理论相信骨头汤可以帮助治疗肠漏，促进关节健康，甚至可以促进免疫力提升。

有没有觉得很吃惊？几年前，我们还在讲熬煮太久的汤不好，会丢失养分。所以在健康饮食的世界里，也是"风水轮流转"的。尽管我的营养健康理念是在国外学的，但是我始终相信，很久前被我们的老祖宗记载并流传下来的食物，对我们仍然是有益的，只是在当下这样一个中西健康饮食理念混杂的环境下，需要辩证地用。

既然全世界都开始迷恋骨头汤，我们也就不用在这里探讨到底骨头汤好不好这个话题了。

我鼓励我的客人喝汤。汤和水果一样，大部分都是水。要知道，水是没有热量的。汤表面漂浮的油脂就算再多，也多不过油炸物，多不过爆炒菜。从计算出的总热量就可以看出，汤的热量并不高。尤其是在外食的时候，汤相对来讲是比较安全的选择，选择汤可以让你避开很多隐形热量的雷区。不仅仅是热量的问题，还有在加工过程中使用的

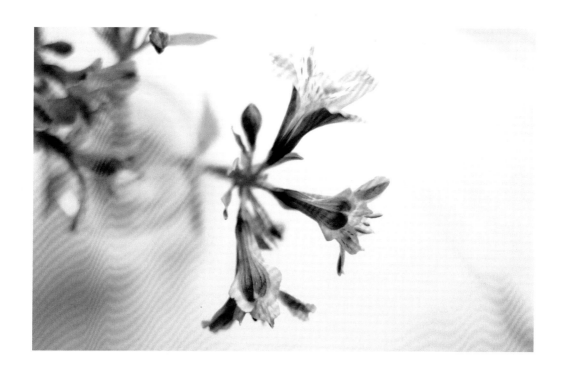

油及添加料的问题。

但是要注意的是，这里所指的汤，不包括外面餐馆里的麻辣烫，或是面的汤头。可能会有人问，那不也是水吗？热量不是也很低吗？是的，没错，但是那一类的汤头由于本身就是用来调味的，所以其中的添加料甚多，味道也很重。我发现，当客人减少这一类外食的摄入后，身体的代谢功能反应明显变好，这是由于避开了大量添加料包括盐的摄入的缘故。

所以对于忙碌的现代人来讲，如果外食或应酬，可以选择先喝汤。

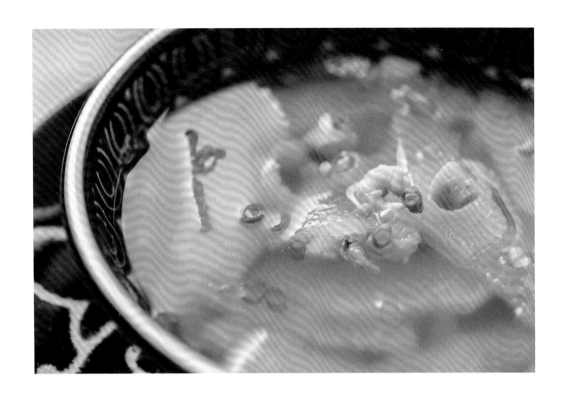

海鲜冬瓜汤 汤品

食材：

干贝 30 克 盐 7 克
虾米 20 克 水 800 毫升
冬瓜 300 克 葱末 适量

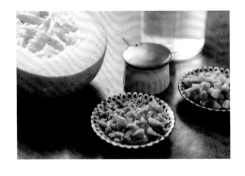

步骤：

1. 锅中放水、干贝和虾米。

2. 水开后转小火，煮至出鲜味，大约 40 分钟。

3. 冬瓜去皮切片，放入汤中，煮约 15 分钟至入味。

4. 加盐调味，撒葱末。

总热量 165 千卡

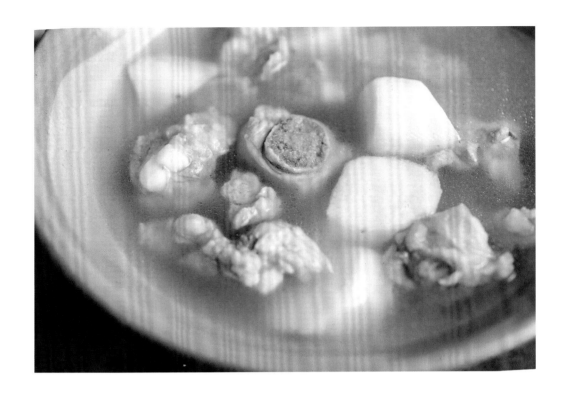

山药小排汤 _{汤品}

食材：

小排骨 300 克

山药 100 克

姜片 5 克

冷水 800 毫升

料酒 1 大匙

盐 7 克

步骤：

1. 小排骨冲去血水沥干。

2. 放入锅中，加冷水、料酒、姜片。

3. 小火煮开，炖70分钟。

4. 山药切块，放入锅中，添盐，煮约15分钟。

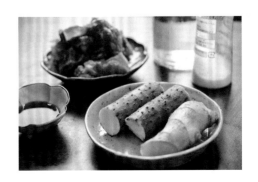

总热量 474 千卡

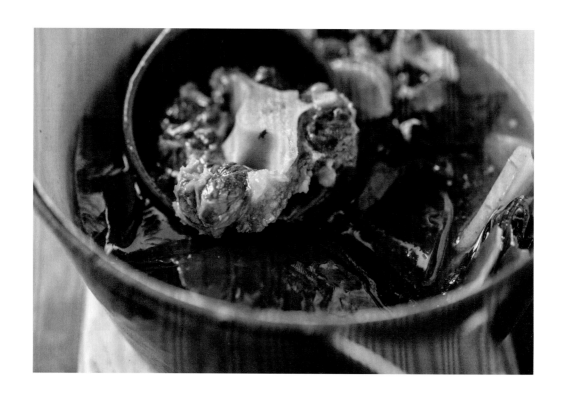

海带牛尾汤 汤品

食材：

大骨牛尾 300 克　　冷水 800 毫升

海带 200 克　　　　大葱末 适量

姜片 10 ~ 20 克　　盐 1 ~ 1.5 茶匙

料酒 1 大匙　　　　鸡精 适量（可以不用）

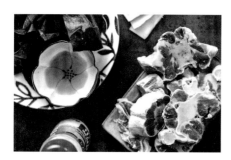

总热量 541 千卡

步骤：

1. 将牛尾的油脂部分仔细剔除，海带洗净，备用。

2. 冷水中放入牛尾，浸泡约60分钟，去血水。

3. 另取炖锅，放入姜片、料酒和牛尾。

4. 加入冷水，开小火慢慢炖煮。

5. 煮开后放盐调味，微火炖约60分钟。

6. 放入海带，煮开，撇去浮沫。

7. 再煮约20分钟，撒大葱末、鸡精提香。

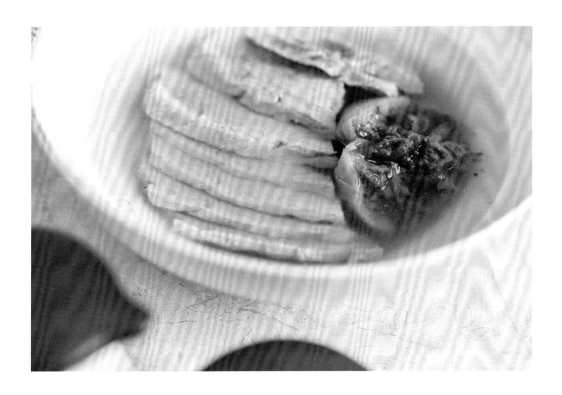

瘦肉无花果汤 汤品

食材：

瘦肉 300 克

无花果干 30 克

料酒 1 大匙

冷水 800 毫升

盐 8 克

步骤：

1. 瘦肉洗净沥干水，切片。

2. 锅中放冷水、料酒、无花果干和瘦肉。

3. 小火煮开后继续炖约90分钟。

4. 放盐调味。

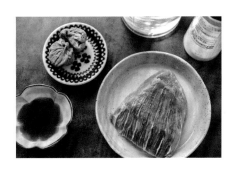

总热量 438 千卡

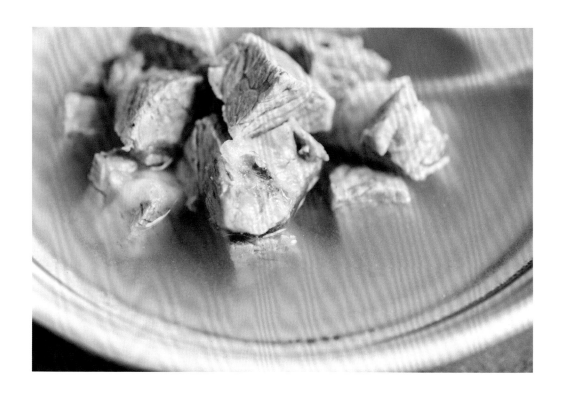

清炖牛肉汤 _{汤品}

食材：

牛肩肉 300 克

料酒 1 大匙

冷水 800 毫升

姜 3 克

盐 8 克

步骤：

1. 牛肩肉洗净沥干水，切小块。

2. 将除盐以外的所有食材放进锅中。

3. 小火煮开，撇去浮沫。

4. 炖煮约 60 分钟后放盐调味。

5. 继续小火炖煮 30 分钟即可。

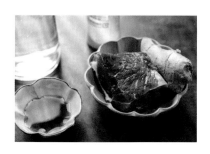

总热量 417 千卡

　　吃出健康瘦

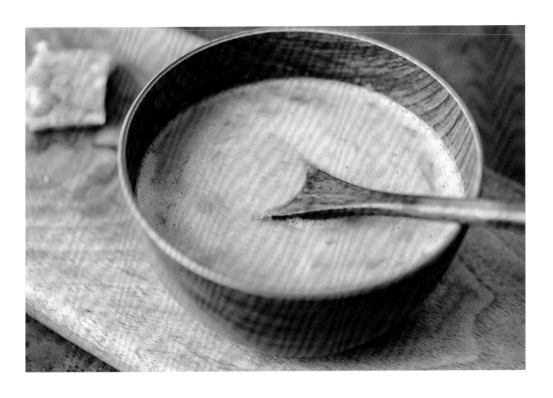

姜味泰式番茄汤 汤品

食材：

黄色小番茄 200 克　　椰浆 2 大匙

水 125 毫升　　　　　盐 适量

葡萄籽油 2 茶匙　　　全麦吐司 10 克

姜片 5 克

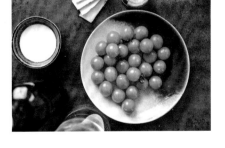

步骤：

1. 小番茄纵向切开，与姜片一起用葡萄籽油炒软出香。

2. 加盐，加水略煮，放凉。

3. 倒入破壁机中，加椰浆，搅打均匀。

4. 配全麦吐司食用。

总热量 360 千卡

红薯玉米浓汤

食材：

红薯 150 克

中等玉米 1 根，约 100 克

水 600 毫升

盐 3 克

黄油 5 克

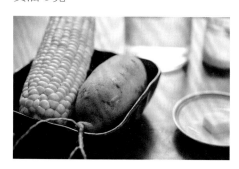

步骤：

1. 红薯和玉米蒸熟。

2. 红薯去皮，玉米取粒。

3. 使用破壁机，将红薯、玉米粒加适量水搅打均匀。

4. 过滤去残渣。

5. 锅上小火，放入黄油。

6. 黄油化开以后，放入红薯玉米泥。

7. 倒入剩余的水，边加热边搅拌。出锅前加盐调味。

总热量 251 千卡

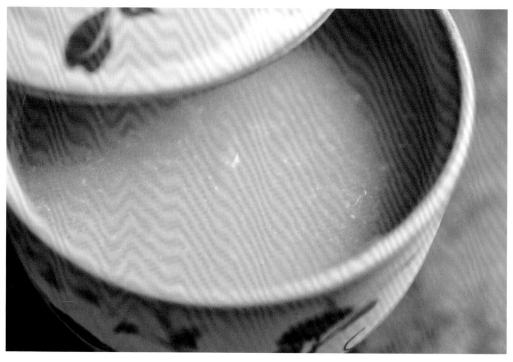

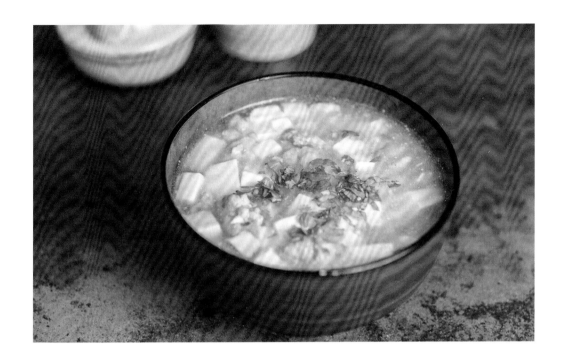

肉末豆腐羹 ^{汤品}

食材：

肉末 70 克　　玉米油 2 茶匙

嫩豆腐 200 克　水 600 毫升

姜 2 克　　　　盐 6 克

料酒 1 茶匙　　香菜末 适量

玉米淀粉 5 克

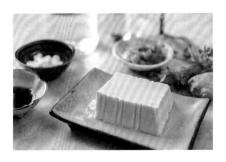

步骤：

1. 肉末用料酒、少许盐腌渍。

2. 嫩豆腐切小丁，姜切末。

3. 锅中放玉米油，加入腌好的肉末及姜末炒香。

4. 放入豆腐丁，加水，加盐调味。

5. 水滚后转小火煮约10分钟。

6. 玉米淀粉加水调匀，淋入锅中，最后撒适量香菜末。

总热量 431 千卡

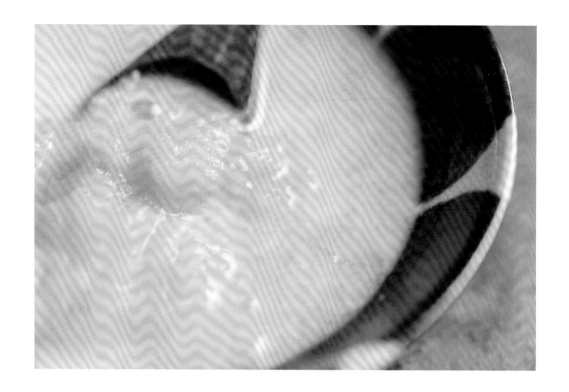

椰浆南瓜汤 _{汤品}

食材：

南瓜 300克

椰浆 30克

水 600毫升

盐 3克

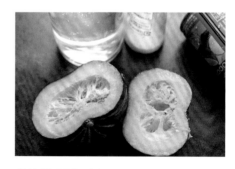

总热量 389 千卡

步骤：

1. 南瓜去皮去子蒸熟，用叉子压成细碎。

2. 锅上小火，放入南瓜泥。

3. 慢慢倒入椰浆和水，边倒边搅拌，直至均匀。

4. 加盐调味。

意式蔬菜汤 汤品

食材：

西芹 80 克

洋葱 80 克

胡萝卜 30 克

小意大利贝壳面 20 克

罐装番茄酱 500 毫升

橄榄油 1 大匙

香叶 1 片

盐 3 克

步骤：

1. 先起一锅水，将贝壳面煮至大半熟，捞起。

2. 洋葱、西芹和胡萝卜切碎。

3. 锅中放入橄榄油，炒香三种蔬菜碎。

4. 放入番茄酱，加适量水，及盐、香叶，煮约10分钟。

5. 放入贝壳面，再煮约3分钟即可。

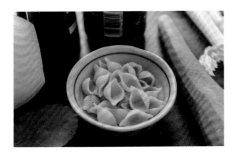

总热量 371 千卡

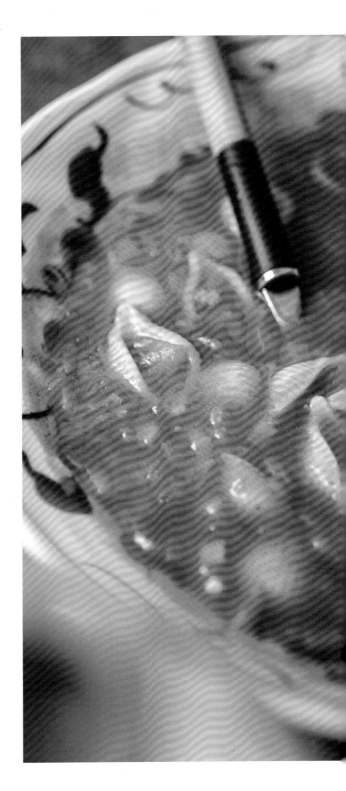

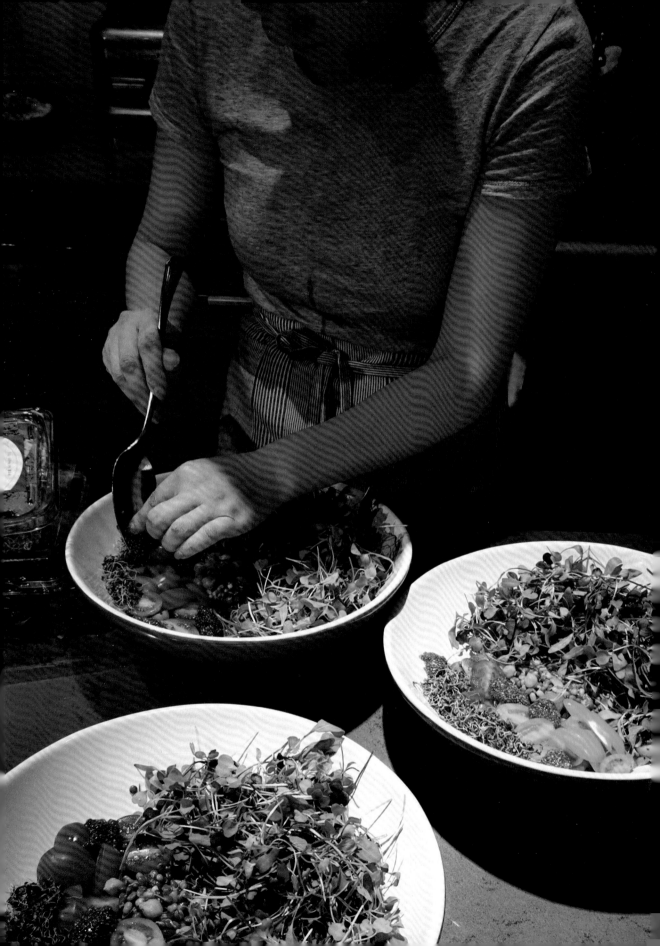

<后 记>

下次再见

感谢读完这本书的你们，感谢你们付出的时间和用心。

不知道下次还能给你们带来些什么，我自己也很期待。

感谢我的编辑于兰一直耐心地等着我，万分对不起她。

感谢帮我完成了部分拍摄的冬妹。

感谢一路以来一直支持着我的朋友和伙伴们，没有你们的支持和信任就没有我，也不会有这本书。

很感恩。我会继续努力。

图书在版编目（CIP）数据

吃出健康瘦／陈珊珊著．—北京：电子工业出版社，2020.7

ISBN 978-7-121-22022-7

Ⅰ．①吃… Ⅱ．①陈… Ⅲ．①饮食营养学－普及读物 Ⅳ．① R155.1-49

中国版本图书馆 CIP 数据核字（2020）第 077125 号

责任编辑：于 兰
印　　刷：北京盛通印刷股份有限公司
装　　订：北京盛通印刷股份有限公司
出版发行：电子工业出版社
　　　　　北京市海淀区万寿路 173 信箱　邮编：100036
开　　本：720×1000　1/16　印张：14.25　字数：217 千字
版　　次：2020 年 7 月第 1 版
印　　次：2021 年 3 月第 2 次印刷
定　　价：69.80 元

凡所购买电子工业出版社图书有缺损问题，请向购买书店调换。若书店售缺，请与本社发行部联系，联系及邮购电话：(010) 88254888，88258888。

质量投诉请发邮件至 zlts@phei.com.cn，盗版侵权举报请发邮件至 dbqq@phei.com.cn。

本书咨询联系方式：QQ1069038421，yul@phei.com.cn。